한의학,
치료로 답하다

한의학,
치료로 답하다

초판인쇄 2014년 12월 26일
초판발행 2014년 12월 26일

지은이 최희석
펴낸이 채종준
기획 이아연
편집 정지윤
디자인 이명옥 · 조은아
마케팅 황영주 · 이행은

펴낸곳 한국학술정보(주)
주소 경기도 파주시 회동길 230(문발동)
전화 031) 908-3181(대표)
팩스 031) 908-3189
홈페이지 http://ebook.kstudy.com
E-mail 출판사업부 publish@kstudy.com
등록 제일산-115호(2000.6.19)

ISBN 978-89-268-6749-5 03510

이담
Books 는 한국학술정보(주)의 지식실용서 브랜드입니다.

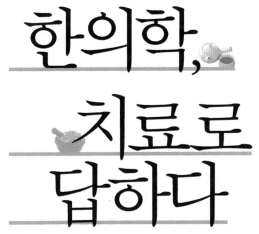

한의학, 치료로 답하다

우리가 지금껏 알지 못했던 진짜 한의 이야기

한의학 박사 **최희석** 지음

이담 Books

첫
말

'21세기 한의학은 국민에게 무엇을 보여주어야 할까?'

'한의학의 관심과 기대에 부응하기 위해서 한의사는 어떤 부분에서 노력을 해야 할까?'

이는 현대에 사는 우리 한의사들의 화두이다. 이 책을 저술하게 된 동기는 이러한 질문에 답하기 위해서이다. 한의학으로 과연 어떠한 질병들을 치료할 수 있고, 국민 건강에 얼마나 도움이 될 수 있는지 그 가능성을 알리고자 하는 것이다.

'한의학은 곧 보약'으로만 여기는 당신에게는 이 책의 내용이 거짓말처럼 느껴질지 모른다. 지금까지 한방 의료로 치료받은 적이 없다면 더욱 그렇다. 지난 2천 년간 민중과 함께해온 한의학이 왜 요즘 이런 대접을 받고 있는 것일까?

한의학을 통해서 그동안 만성 중이염, 베체트병, 천식, 불임, 중풍, 골수염, 각종 암 등을 치료해 왔고, 하고 있다. 외과적인 수술을 필요로 하지 않는 질환을 가지고 있다면 한의학적 치료-한약과 침 위주-로 치유 가능하다.

세상에 명의 · 명약은 많다. 그럼에도 불구하고 여전히 치료를 잘 못하고 있는 이유는 병이 깊고 중해서, 선천적인 유전에 의해 발병해서, 혹은 외상으로 인한 후유장애가 심해서일 수도 있지만, 무엇보다 정확한 진단(診斷)이 이루어지지 못한 가운데 치료가 진행되기 때문이다.

"한약으로 병이 치료돼요?"라고 묻는다면 당신이 지금까지 알고 있던 한의학은 틀렸다. 혈압과 당뇨를 치유할 수 있는 양약이 있다는 말은 들어본 적이 없다. 기관지 천식과 아토피를 양약으로 근치할 수 있다는 말도 들어보지 못했다. 암은 더욱 말할 것도 없다. 그러나 진단을 정확히 하여 치료한다면 한약으로 치료 못할 병이 없다. 이미 틀어지고 꼬여서 회복불능의 상태에 이르지 않았다면 말이다.

한약은 그냥 약이 아니다. 살아 숨 쉬는 생명에너지를 간직하고 있다. 환자가 치료를 거부하는 상태라면 한약 복용 이후 설사나 몸살을 앓는 경우도 있다. 한약이 상태에 맞지 않아서가 아니라 그 약이 헛된 병사[거부하고 저항하는 신념체]를 제거하고자 하기 때문이다. 한약을 통해서는 내장의 기운만이 아니라 심지 및 정신력이 강해지고 머리가 맑아진다. 자연의 생명에너지를 간직하고 있기 때문이다. '청심(淸心)'이니

'보심(補心)'이니 하는 말은 그냥 하는 소리가 아니다. 문제는 어떻게 쓰느냐이다. 가장 효율적이고 효과적이기 위해서는 적재적소에 쓰여야 하듯, 필요 이상도 이하도 처방하지 않는 것, 즉 정확한 처방이 필수다.

병원이 이렇게 많은데도 불구하고, 병원마다 환자로 넘쳐난다. 수개월, 아니 수년 동안 치료를 받는데도 불구하고 중풍·암의 발생이 이어진다. 또한 중증에서 시작했는데 치유는커녕 점점 위독한 상태에 빠져든다. '과연 이것이 치료인가?' 묻지 않을 수 없다. 그동안 대증치료의 진료는 환자가 병들어가는 과정을 살피고, 병의 악화를 예측, 예방하지 못했다. 이것이 오늘날 현대 의료의 한 모습이다. 병은 그대로 두고 겉으로 나타나는 증상만 살펴보기에 환자의 실제 병은 깊어져 간다. 그 누구를 탓하랴!

한의학은 여기에 대안이 되고 답이 되어야 한다. 전신의 진단을 통해 병의 진행 상태와 치료 가능성을 총괄적으로 보고 접근함으로써 국소적인 병증의 호전 및 치유를 도울 수 있다. 중풍이나 암과 같은 중병의 장기간 치료과정에서 악화되지 않도록 도와야 한다.

이제, 한의학을 제대로 보자! 그렇게 병원에 가고, 약을 수개월, 수년 복용해도 병이 낫지 않은 까닭이 어디에 있었는지 이제 한의학이 그 답을 알려주어야 할 것이다.

2014년 8월
지은이 최희석

일러두기

본서는 실제 진단과 치료 사례를 통해 더 많은 분들이 한의학과 더욱 가까워지길 소망하며 쓰였습니다. 진찰법(p.19), 진맥법(p.14), 맥상의 종류(p.31), 사상체질(p.256)과 팔체질의학(p.257)을 먼저 본 뒤 진찰 사례를 접하면 이해가 더욱 쉽습니다.

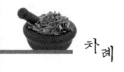

차례

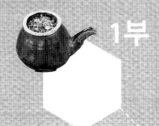

1부

한의학을
말하다

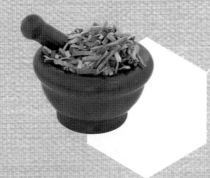

● 만병을 진단하는 한의학
● 만병을 치료하는 한의학

만병을 진단하는 한의학

한의사가 병을 진단한다? 100년 전만 해도 너무나 당연한 말이었지만 현 시대에는 의아하게 여기는 사람들이 많다. 의료인들조차 '한의사가 어떻게 진맥만으로 병을 진단해?'라며 코웃음을 칠지 모른다. 그만큼 오늘날은 한의학의 진단은 경시되고, 서양의학의 진단만을 절대시하는 경향이 짙다. 과연 그렇게 서양의학의 진단이 절대적 권위를 가질 만할까? 정말 서양의학 외의 방법으로는 진단이 불가능할까?

기원전부터 동양의학은 의학적 용어를 만들어 수많은 병을 진단하고 치료해 왔다. 서양의학이 들어오기 전부터 수천 년간 자체적으로 병을 보고, 병명·병증을 붙이고, 치료를 해 온 것이다. 특히 겉으로 나타난 병만이 아니라 내장의 속병을 진단하고, 치료했다.

진맥으로 진단하기

속병은 진맥으로 진단할 수 있다. 과거, '진맥이 아니면 장부의 병을 진단할 수 없다'고 했을 정도로 진맥은 진단의 기본이다. 오늘날에는 근운동신경학을 이용한 O-RING테스트나 양자역학이론에 의한 파동측정 등을 활용하기도 하지만 이들은 보다 정확한 진단을 위한 부수적 장치라고 할 수 있다.

지금부터 진맥을 이해하고, 진맥으로 어떠한 진단들이 가능한지 알아보자.

손끝으로 몸을 읽는 진맥

진맥에서는 주로 좌우 손목에서 보는 촌구맥법(寸口脈法)인 삼부(三部)의 진찰 방법을 사용한다. 즉, 양측 손목의 요골돌기 세 곳에 의사의 2, 3, 4지(指)를 차례로 놓아 촌관척(寸關尺)이라는 3부로 인체에 상응하여 진찰하는 것이다. 손목에서 요골경이 돌출된 곳을 '관'이라 하고, 그 앞이 '촌', 뒤가 '척'으로 각각 촌맥 · 관맥 · 척맥이라 한다.

각각에 따라 알 수 있는 신체 병증의 위치가 다른데 이는 다음과 같다.

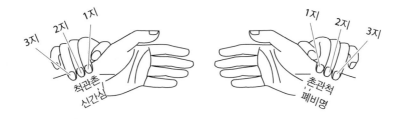

- 촌맥(寸脈)의 1지에서는 상부 장기인 심폐(心肺)의 상태
- 관맥(關脈)의 2지에서는 중부 장기인 비위(脾胃), 간담(肝膽)의 상태
- 척맥(尺脈)의 3지에서는 하부 장기인 신장과 방광, 대장, 자궁, 난소의 상태

진맥으로 가능한 진단

① 병의 유무 진단

내장의 건실한 정도는 화완맥(和緩脈, 고르게 뛰는 맥)에 따라 달라진다. 장부가 건실하여 무병하면 화완맥을 유지하고, 쇠약하거나 병사(病邪)로 염증을 가지게 되면 맥상도 그리 나타난다. 장부 맥상의 훼손 정도에 따라서 병의 깊이와 상태는 다르고, 병명은 전체 상태에 대해 각 장부의 병맥이 어떻게 반응하는가에 따라 다르다. 이를 취합하여 병의 유무부터 장부의 병증을 진단할 수 있다.

② 유전병인의 진단

유전적인 상태는 대개 우측 강침안시(强沈按時) 맥상의 상태가 어떠한가에 따라 다르다. 건강한 유전상태는 건실함으로 나타나고, 반대로 유전적인 손상이 깊고 중하다면 맥상은 유약(濡弱)함을 넘어 훼손된 상태를 보여준다. 선천적인 훼손 정도가 깊으면 생활환경 개선이나 대증치료로 회복되기 어려워 결국 지속적인 훼손으로 병의 발현을 막을 수 없으며 치료할 수 없게 되기도 한다.

이는 또한 선천적인 생명력[先天的인 元氣]으로, 중노년 병증의 발현과 악화, 치료과정, 장기생존 여부에도 관여하는데 설사 훼손된 상태가 아니라고 하여도 선천적인 품수부족[虛弱]은 그만큼 완고한 건강 약화를 가짐을 볼 수 있다.

현대에는 치료 과정에서 이를 놓치고 있어 환자의 예후 판단에 적지 않은 오류가 발생한다. 예를 들어, 양호할 것이라고 했는데 그렇지 못한 경우나 혹은 그 반대로 불치로 곧 운명할 수 있다고 하였는데 그렇지 않은 경우는 대체로 선천적인 건실함 정도에 따라 달라질 수 있다.

③ 칠정병인의 진단

한의학으로 몸의 병뿐 아니라 마음의 병을 진단한다는 사실을 아는 사람은 그리 많지 않다. 그러나 삼부구후맥[三部九候, 촌·관·척 3부에서 각각 부(浮)·중(中)·침(沈)의 박동을 확인하여 진맥하는 방법]의 상태를 보면 칠정상(七情傷)을 알 수 있다. 여기서 칠정(七情)이란, 기쁨·노여움·슬픔·즐거움·사랑·미움·욕심 등 사람의 7가지 감정을 말한다.

예를 들어, 한 환자가 우측 1지보다 좌측 1지의 훼손이 깊으면 이는 현재의 삶에 문제가 있음을 나타낸다. 환자가 성인일 경우, 배우자나 지인, 직장에서의 배신과 같은 상처를 받은 것으로 추정할 수 있는 것이다.

1지에 상충(上衝)하는 맥상은 심화(心火)를 보여주고, 간담맥인 좌측 2지는 울결된 상태에서 발현되는 대표적인 암증맥으로 억울한 분노, 울화를 가졌음을 고려할 수 있다. 비위 실증한 병증을 가질 경우 고열량 고칼로리, 즉 고량진미(膏粱珍味)의 식생활은 아닌지 생각해 볼 수도 있지만, 사려과다(思慮過多)한 갈등과 고민의 상태가 원인일 수도 있다. 또한 좌우 하초맥의 울결은 두렵고 근심스러운 과거 삶의 모습을 보여주기도 한다.

④ 기타 병인의 진단

질병에 장기간 노출되면 장부경락(臟腑經絡, 장부는 인간의 심성 또는 정신, 경락은 움직이는 힘)의 맥상을 훼손시킨다. 불규칙한 식사와 생활자세 그리고 이로 인한 만성 위장장애로 위병의 발생은 담음의 활현맥(滑弦脈, 생생하게 나타나는 맥)을 보이기도 하고 그 상태에서 고민·갈등의 사려상비(思慮傷脾, 생각이 많아 비를 손상시킴)를 동반한 경우도 볼 수 있다. 유약하면 유약한 대로, 현긴(弦緊, 현맥과 긴맥이 같이 나타나는 맥)하면 현긴한 대로 삶의 과정이 그러함을 보여준다. 다소 게으르며 고칼로리(고열량)의 무절제한 식생활로 유활(濡滑, 부드럽고 매끈함)한 상태도 병인으로 작용할 수 있다.

⑤ 병의 악화, 전이의 진단

부활충(浮滑衝)한 기상 또한 병사의 맥상으로 확인될 수 있다. 안정되지 못한 기운은 대체로 심신의 조절능력을 벗어난 상태를 반영하며 그것은 악화나 전이를 의미한다.

⑥ 병의 휴직 상태의 진단

부활충한 맥상, 병사의 맥상이 소실되어 침울하거나 완활(緩滑)해지는 기운으로 안정화되어 유지하는 것으로 알 수 있다.

⑦ 치료 전후의 환자 진맥

환자가 병을 진단받고 서양의학의 치료를 받게 되면서 맥상은 변화한다. 병증맥이 약화되거나 소실되는 경우도 있고 그와 다르게 불투명하거나 혹은 심히 악화되기도 한다는 것이다. 따라서 진맥을 좀 한다는 한의사들은 그 치료가 얼마나 위험할 수 있는지 알 것이다. 그리고 이에 반해 한의학의 치료가 얼마나 탁월한지, 치유의 과정에서 혹은 생명 유지의 과정에서 어떤 기여를 하는지, 치료방법의 허실도 분명히 구별할 수 있을 것이다.

환자를 진찰하는 4가지 방법

하나, 망진(望診)

눈으로 환자의 상태를 관찰하여 진찰한다.

둘, 문진(聞診)

청각과 후각에 의해 환자의 상태를 관찰하여 진찰한다.

셋, 문진(問診)

환자와의 문답을 통해 가족력이나 자각증상을 확인하여 진찰한다.

넷, 절진(切診)

직접 환자와 접촉하여 진찰하는 것으로, 진맥·복진(복부 촉진)·배진(등 촉진)·
절경(경락의 촉진)이 이에 속한다.

만병을 치료하는 한의학

한의학의 치료 원리

병은 다양하지만 치료의 대강은 크게 다르지 않다. 이병동치(異病同治), 즉 수많은 병은 결국 장부를 건실하게 하고 뇌(腦)·정신(精神)을 바르게 함으로써 혹은 이로 인해 근골이 튼튼해짐으로써 치유될 수 있다. 난치의 질환이나 상태에서도 치료는 같다. 최근 사례를 들자면 뇌암 환자가 한약과 침을 통해 치유됐다. 어떻게 이것이 가능했을까? 이는 모두 장부 병증 시치(施治, 병의 치료)의 결과다. 이러한 사례는 무수하다.

장부를 어떻게 얼마나 건실하게 할 수 있는가? 나는 한의학·사상의학의 핵심이 여기에 있다고 생각한다.

병사를 제거하거나 예방하는 서양의학의 치료(각종 예방접종과 항생제 등)와 생활환경의 개선이 현대 인류를 100세 장수시대로 여는 데 큰 역할을 수행했음은 부정할 수 없는 사실이다. 하지만 그로 인해 현대인은 다양한 내인(內因)적 질병에 시달리게 되었고, 이에 대해 현 치료체계는 그리 효과적이지도, 경제적이지도 못하다. 병은 낫지 않고 막대한 국가의료재정은 매년 지속적으로 상승, 투입되고 있는 것이다. 당뇨·혈압·통풍·알레르기·암 환자가 매년 폭증하고 있다는 것이 이를 방증한다. 이는 병사(바이러스, 세균 등)에 대해 투쟁적인 서양의학의 대적(對敵) 치료가 내인적 질환에도 동일한 체계로 시행됨으로써 발생한 심각한 인류학적 문제이다.

이런 치료의 문제는 병만 보고 치료하다가 장부를 건실하게 하는 치료를 완전히 놓치고 말았다는 데 있다. 예를 들어, 서양의학에서는 내장질환(간질환·위장질환·신장질환)에 대해 수년간 투약함으로써 치료하려 하는데 한의학으로는 상태에 따라 단 수개월이면 회복될 수 있는 경우도 있다. 그것이 무엇을 말해주는가? 병만 보고 치료하기에 진짜 치료해야 할 부분을 놓쳤다는 것이다. 이제는 '낫지 않는 것을 당연히 여기고 평생 치료해야 하는 것이 진짜 치료인가? 그것이 진짜 의사고, 의학인가?'를 묻지 않을 수 없다.

주변에서 수년간 건강을 회복하지 못하고 병원을 전전하거나 여러 가지 건강법을 시행하는 사람들을 흔히 보았을 것이다. 이는 의학에 대한 회의와 불신, 좌절로 이어지곤 한다.

그렇다면 다양한 질병에서 건강을 회복하려면 어떻게 해야 할까? 이는 몸 자체가 내부적으로 장부가 건실해지는 방향, 즉 몸을 진맥상 화완(和緩)맥이 되도록 하는 것이다. 그럴 수 있도록 치료하는 것이 의학이며, 지난 임상경험으로 볼 때 사상의학적 치료가 이러한 점에서 탁월한 효과를 나타낸다고 본다.

한의학의 치료 방법

앞서 치료 원리에서 밝혔듯 병증에 관계없이 환자의 장부를 건실하게 함으로써 몸 자체의 건강성을 회복하면 어떤 병이건 치유될 수 있다.

한의학에서 사용하는 주 치료법은 약과 침이다. 진맥을 통해 환자의 상태를 파악하고, 환자의 사상체질에 따라 약과 체질침을 단계별로 처방하는 것이다.

① 환자의 진찰을 통해 병증의 상태를 파악하는데 건강 상태에 따라 다음과 같이 분류할 수 있다.

내상(內傷)[중증]

↕

뇌옥(牢獄)[중증, 위중]

↕

위경(危徑)[위중, 위독]

이에 따라 치료 가능성 및 예후 등을 관리한다.

② 사상체질에서 소음인과 소양인은 대체로 단계별로 병증시치가 가

능한 반면, 태음인과 태양인은 처방 자체와 체질 병증 자체가 단계별로 구분되지 않는다.

③ 체질침은 병증의 진행 상태에 따라 단계별로 처방되며, 이와 같은 침증 확인을 통해서도 역으로 경증-중증-위중-위독 상태의 예측이 가능하다.

④ 침과 약을 같이 사용하는 것이 보다 효과적이다. 중증 단계에서는 치료를, 위중 단계에서는 난치의 상태로 반생반사(半生半死)의 치료가 가능하다. 위독 단계에서는 회복이 불가능한데 말기불치 이전의 위중 단계에서는 생명 연장이 가능하고, 재발암도 치유된 경우가 있다. 난치 병에서의 생존 연장도 침과 약으로 가능하다. 이에 따라, 침과 약의 효과 는 병사의 제거와 병변(病變)의 완화, 병증의 치료, 생명력의 보강으로 축약될 수 있다.

단, 병에서 침과 약이 얼마나 효과적인가는 얼마나 정확한 처방을 할 수 있느냐에 따라 달라진다. 상태에 따른 정확한 처방만 가능하다면 위 중한 상태에서 호전 상태로 극적으로 전환시키는 중요한 역할을 충분히 수행할 수 있다. 아이러니하게도 침과 약만으로 모든 환자가 낫는 것은 아니지만, 그렇다고 낫지 못할 병도 없는 것이다.

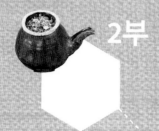

2부

한의학으로
병을 말하다

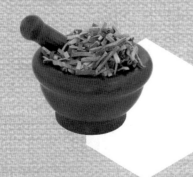

- 한방 내과
- 한방 부인과
- 한방 소아과
- 한방 피부과
- 한방 이비인후과
- 한방 신경정신과
- 한방 통증의학과

이처럼 진맥을 통해 오장육부에 병이 있고 없음을 진단하는 방법을 살펴보았다. 진맥만으로도 어디에 얼마나 심한 상태로 병이 존재하는지, 원인은 무엇이며 얼마나 지속되었는지도 예측할 수 있다.

치료에 있어서도 양방에서 '병(病)'을 치료한다면, 한방은 '병증(病症)'을 치료한다. 예를 들어, 현대의 위병(胃病)이라고 하여도 한방에서 볼 때, 그 병인이 간(肝)이나 심(心)의 화(火, 스트레스)에서 발생한 경우라면 간화범위(肝火犯胃), 심화상염(心火相炎)의 상태가 된다. 또 신허(腎虛)로 인한 양화(陽火)의 부족에서 위병이 발생된 경우도 있고, 혹은 비장(脾臟)을 상하여 위병이 발생할 수도 있다. 한의학은 이렇게 위병을 볼 때도 다른 장기의 상태를 살펴 그 원인이 무엇인지 살펴본다. 그래서 한의학은 위병에서 근치가 가능할 수 있다. 다른 장기의 병증은 양방에서 검사상 증명되기 어렵기에, 수년, 수십 년간 위병을 앓은 환자가 치료되는 것으로 이를 증명한다. 진단을 하면서 이와 같이 위병이 단지 '병'으로 존재하지 않고 '병증'으로 존재한다는 것을 명확히 알게 되었고, 병증을 치료함으로써 어떤 환자라도 근치에 이를 수 있도록 노력하고 있다.

시골에 사는 10대 초반의 어린아이가 급작스럽게 배가 아파 병원 응급실을 찾았다. 병원에서 해결되지 않아 멀리까지 진찰을 받고자 찾아온 곳이 본원이었다.

"현재 양방병원 검사로는 별다른 원인을 찾지 못하고 장내 가스와 장염 정도로 볼 것입니다. 그러나 그보다 심한 상태이니 반드시 치료를 받아 완쾌되도록 하셔야 합니다."

가슴 및 협부의 답답함, 소화불량이 5일 이상 지속된다고 찾아왔다. 배에 가스가 차서 쓸개와 간 부위는 잘 알 수 없으니 내과에 가서 CT검사를 받아보라고 하였다. 내가 "이상은 없으니 안심하라. 단지 간화(肝火)가 심하나 아직 병발하지는 않았다"라고 하여 3일간 미루었는데 결국 CT검사를 하였다. 결과는 예측한 대로 아무 이상을 찾을 수 없었다. 환자는 그제야 안심했다.

그러나 여전히 양방검사와 진단만을 의지하고 신뢰하는 환자들이 있다. 예를 들어, 교통사고로 머리를 다친 환자 가운데 두통이 있어 뇌의 정밀검사(MRI)를 받고자 하는 경우가 종종 있다. 진맥을 하니 정밀검사상 어떤 이상도 나타나지 않았는데 환자가 부득불 검사를 요구한다. 그밖에도 단순히 보약을 짓고자 내원하여 보니, 상태는 중병이라 치료를 당부하였는데 양방검사를 했을 때 아무 이상이 없었다며 치료를 중지하는 경우가 있다. 이런 경우 불과 2~3년 안에 말기 진단을 받고 사망한 사례가 매년 반복된다.

관절신경통 등으로 여겨 내원했을 때 중풍(中風)의 전조증이라 이를 경고하였는데 무시하다가 채 1년도 되지 않아 중풍에 걸리기도 하고, 소아 감기로 내원했는데 내장 기운의 훼손으로 발생한 것이라 일반 감기약으로는 해결되지 않을 것이고 2~3개월간 보신의 치료를 해야 한다고 했는데 6개월이 지나서야 다시 내원하여 그동안 다른 치료를 해 보았지만 아이는 감기에서 벗어나지 못했다고 한다.

그렇다면 어떻게 한방에서는 정확한 진단이 가능할까?

양방 의료기기를 통하지 않고, 어떻게 병의 유무를 진단할까? 궁금해하는 분들이 많을 것이다.

오늘날 의사들은 의료기기를 통하지 아니하면, 병의 유무와 상태를 전혀 모른다. 첨단의료기기의 발달로 환자의 모든 병인과 병소, 병명, 병세를 잘 알 것 같지만 그렇지도 않은 여러 부분이 있다. 상세불명, 원인불명 그리고 미확인 · 미발견된 부분 등의 사각지대가 존재하는 것이다. 서양의학의 '보이는 것이 전부'라는 생각이 때로는 놓치는 부분을 만들고, 경우에 따라서는 환자의 생명을 좌우하기도 한다.

반면 한의학에서는 이런 보이지 않는 사각지대에 대해 진단하고자 노력한다. 진맥을 통해 오장육부의 경락에서 나오는 파동을 읽고, 장부의 건강 · 병증 상태를 파악한다. 완전히 건실한 화완맥상은 무병함을 의미하고, 스트레스나 부족, 항진, 혹은 훼손 정도에 따라 나타나는 맥 파동을 읽고서 장부의 건실한 상태, 병의 유무상태를 진단한다.

그러나 필자의 경우 현대 서양의학의 뒷받침 없이는 지금과 같은 정확한 진단이 불가능했을 것이라고 생각한다. 만약, 현대의학의 발달이 오늘날처럼 정밀하지 못했다면 내가 익히게 된 한의진단도 일정한 수준에 도달하는 데는 한계가 있지 않았을까싶기 때문이다. 예를 들어 위염 환자에게서 볼 수 있는 한의학적 진단상 특징을 살펴봄으로써, 이제는 반대로 한의학적 진단으로 위염의 징후가 맞는지 아닌지 검증할 정도가 되었다. 그처럼 한방진단도 일정한 객관성과 통일성, 재연반복성, 즉 과학성을 가지고 있음이 분명하다.

다음에 소개되는 다양한 사례들은 이를 입증한다. 매일 진료하는 의료 현실에서 늘 경험하는 기적 같은 한의학적 진단 및 치료 이야기를 살펴보자.

진맥 시 나타나는 16가지 맥상

부맥

맥이 떠올라 가볍게 잡히며 병이 겉에 있을 때 나타난다.

침맥

꾹 눌렀을 때 잡히며 음기에 눌려 양기가 퍼지지 못할 때 나타난다. 대체로 병이 내장에 있을 때 나타난다.

지맥

늦게 뛰는 맥으로 음기가 강하고 양기가 약할 때 나타난다.

삭맥

평소 맥보다 두 번 더 뛰는 맥으로 감기, 염증 등 병증이 진행될 때 나타난다.

홍맥

마치 홍수처럼 넓고 힘 있는 맥으로 혈기가 타들어갈 때 나타난다.

미맥

몹시 가늘어 있는 듯 없는 듯한 맥으로 몸이 심히 허할 때 나타난다.

활맥

맥이 구슬이 구르듯 잡히며, 담음이나 월경과 관련이 있다.

색맥

가늘고 느린 맥으로 기가 넘치고, 혈이 부족하고 손상을 입었을 때 나타난다.

현맥

거문고 현같이 곧고 긴 맥으로 기혈이 잘 퍼지지 못할 때 나타난다. 현대의 스트레스와 관련이 깊다.

규맥

가운데가 비고 양쪽이 실하여 파 잎과 같은 맥으로 출혈이나 심히 훼손된 상태를 나타낸다.

긴맥

팽팽하게 당긴 줄같이 긴장감이 있는 맥으로 과도한 긴장, 찬 기운이나 음식으로 몸이 상했을 때 나타낸다.

완맥

한 번 숨 쉴 때 네 번 뛰며 완만한 맥으로 위기(衛氣)가 넘치고 영기(營氣)가 부족할 때 나타난다.

결맥

느리고, 한 번씩 멎었다 뛰는 맥으로 크게 훼손된 상태이거나 적취(積聚)일 때 나타난다.

복맥

힘줄 아래 숨어 뛰는 맥으로 근육의 경련, 적취나 담이 몰렸을 때 나타난다.

허맥

연하고 텅 빈 느낌의 맥으로 혈기가 허했을 때, 더위에 상했을 때 나타난다.

실맥

힘 있고 고른 맥으로 열이 있거나 토할 때 강하게 나타난다.

한의학, 치료로 답하다

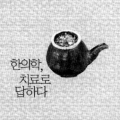

한의학,
치료로
답하다

한방 내과

감기 | 신종인플루엔자 | 알레르기 | 결핵 | 천식 |
성인병(당뇨·고혈압) | 갑상선 | 통풍 | 위염 | 췌장염 | 대장염 |
간병(간염·지방간·간암) | 신장병 | 심장병 | 골수염 | 종양 · 뇌종양 |
중풍(뇌졸중) | 구음장애 | 구안와사 | 쇼그렌증후군 |
증상 치료(고열·현기증·불규칙혈압) | 미병 치료

환절기의 불청객,
감기

쌀쌀한 가을날, 고시 준비가 한창인 아이의 피로누적이 염려된다며
보신을 위해 한 모녀가 내원하였다. 아이를 먼저 진맥하니 감기몸살
상태였다.

"감기에 걸리셨네요."

그리고 암증 환자로 꾸준히 내원하였던 어머니를 진맥했다.

"2개월 전 내원했을 때보다는 전체적으로 낫지만 감기 기운이 자녀의
반 정도이고, 머리와 몸이 무거운 상태이시네요."

어머니는 그동안 진찰과정에서 몸 상태를 진맥으로 짚어내는 것을 보
아 왔기에 당연스레 받아들였지만 딸은 어떻게 말하지도 않은 증상들이
맥으로 나오냐며 신기해했다.

"감기의 유무 진단이 필요한가?", "감기는 스스로 쉽게 증상을 느끼지 않나?" 할 수도 있겠지만 감기라고 해도 증상이 미약하거나 불투명한 경우가 있다. 감기 초입 상태인지, 감기가 끝나가는 상황에서 감기 기운이 남아 있는 것인지, 혹은 허약한 기운이 남아 재차 감기에 걸릴 수 있는 상태인지 등 구체적으로는 스스로 알기 어렵다.

특히 소아 진찰 중에 보면, 어머니가 아이의 감기 상태를 잘 모르는 경우가 허다하다. 예를 들어 감기도 아닌데 감기라 하거나, 감기가 다 나았는데 감기라고 하는 경우도 있으며, 감기에 걸렸는데 감기가 없는 것으로 알고 있기도 하다. 증상이 확실하면 잘 알겠지만 발현 정도가 미약하면 현재 감기 기운이 있는지 없는지 잘 모른다.

이때 의사는 이를 감별해서 그에 따라 적절한 치료를 해야 한다. 또한 감기로 내원했지만, 앓고 있는 것이 정말 감기인지, 감기와 유사한 증후를 보이는 다른 병증인지도 판별해야 한다. 다른 질환의 급성 상태를 감기로 오인, 오치하여 생명이 위험해진 경우를 간혹 뉴스에서 보았을 것이다. 특히 의사표현을 못하는 소아의 경우, 부모 말만 믿다가 자칫 엉뚱한 치료를 하게 될 수 있다. 물론 성인이라고 해도 자신의 몸 상태에 대한 느낌을 정확히 모르고 전달하는 경우가 있으니 진단이 신중해야 함은 당연하다.

한번은 30세의 한 환자가 지난 1년간 기침이 계속돼 서울에서 광주까지 내려와 내원하였다. 혹시 폐에 중병이 있는 것은 아닌가 싶어서 최근에는 MRI 검사까지 실시하였는데 별다른 이상은 찾지 못했다. 그런데 왜 이렇게 오래 감기가 낫지 않는 것일까. 진맥상 살펴보니 심폐 기운이 손상되었는데 일반 감기의 상태가 아니라 훼손된 상태에서 발생하는 흔히 알레르기성 기침 천식으로 진행되고 있는 상황이었다.

1년 전쯤 우리나라 의료 현실을 고발하는 TV시사프로그램이 방영되었다. 해당 프로그램에서는 감기 및 자동차 사고의 환자로 가장한 연기자들이 여러 병원을 방문하였을 때 병원의 반응을 알아보는 실험카메라를 진행하였다. 그런데 모든 병원에서 감기를 호소하는 환자들에게 정확한 진단 없이 약을 처방하였다. 그들은 모두 가짜 감기 환자였는데 감기약을 처방한 것이다. 우리나라 의료 현실의 단면을 보여주는 대목이었다. 이는 감기 환자를 자세히 살펴볼 수 있는 진료 여유가 부족하기 때문이기도 하지만, 감기라는 증상은 체온·비경·인후경 등의 검사나 혈액 검사를 통해 판별할 수 있는 것도 아닌, 한계가 분명하기 때문이다. 가짜 자동차 사고 후유증 환자도 마찬가지로 진단서가 발급되고 약, 물리치료 처방이 이루어졌다. 이는 통증의 상태를 환자의 자각 증상을 듣고 그에 따라 처방하는 것이 오늘날의 의료 현실이기 때문에 가능한 일이다.

한의학에서는 '감기(感氣)'의 '기(氣)'를 느껴 감기의 상태를 진단한다. 감기를 감촉(感觸, 외부 자극을 피부로 느낌)하면 병사, 사기로 발산되는데 맥상 부활삭(浮滑數)한 초기 감기 상태에서 삭울(數鬱)한 기운의 병사는 마지막까지 유지되는 경향이 있다. 그 정도를 살펴서 감기의 초기, 진행 중 심한 상태, 퇴행 중인 상태 등을 감별한다.

감기에는 호흡기성 일반 감기와 위장성 감기 혹은 신장성 감기 등이 있다. 즉, 인후-기관지 등 호흡기로 침범한 감기, 비위 소화기의 급성 염증을 유발하는 감기, 급성 신장염을 동반하는 감기가 있다는 것이다. 맥진을 해보면 감기와 더불어 각 장부의 급성 염증적인 병증 상태를 확인할 수 있다.

그러나 환자들은 감기면 다 똑같은 것으로 알고 치료받는다. 호흡기성이든 위장성이든 감기에 대한 일반 치료법은 모든 경우에서 일정한 치료효과가 있다. 따라서 의사가 정확히 판별하지 않았어도 문제 될 경우는 거의 없다. 단, 간혹 평소 내과 질병의 환자가 감기 발병으로 인해 원래 가진 질환이 악화될 가능성이 있을 경우에는 적절한 진단과 그에 따른 정확한 치료가 필요하다.

흑사병 재현의 공포,
신종인플루엔자

 2009년 신종인플루엔자(이하 신종플루)가 세계적으로 유행했을 때, 많은 사람들이 흑사병처럼 되는 것이 아닌가 우려하기도 했다. 치료 효과가 있다는 '타미플루'를 구하기 위한 국가적 노력도 이어졌다. 내심 한의학적 가치를 알릴 수 있는 기회일까 싶어 이에 대해 조사를 했고, 진찰을 통해 신종플루가 어떤 병인지 알게 되었다.

 신종플루는 사실 과거 온역병(溫疫病)으로 상한(傷寒) 감기 중 독감의 일종이다. 극심하고 독한 병사를 나타냈지만 한의학적으로 능히 치료 가능한 영역에 있었다. 몇 사람의 임상 경험과 진찰을 바탕으로 확신이 들자 '신종플루, 무료 치료합니다'라고 병원 내 광고를 하였다. 당시 한의학계는 여러 이유로 국민적 신뢰가 떨어지고 있어 이를 회복할 수 있는 계기가 될 수도 있을 것이라는 생각에 협회에 건의하였지만 성사되지는 못했다. 필자의 병원에서는 원내광고로 몇 분이 무료 치료에 응하였고, 한 학생은 입원 치료도 하였다. 한약은 무료이고, 제반 치료비는 자비였다.

한의학의 장점은 환자를 직접 진찰함으로써 신속히 상태를 파악해 즉각적인 처치를 할 수 있다는 것과, 원인불명으로 인한 병명은 불투명하더라도, 나타난 병증에 따라서는 응급처치가 가능하다는 것이다. 이러한 특수성은 신종플루를 치료하는 데 있어서도 유용하게 활용되었다.

울긋불긋 간질간질,
알레르기

1년 365일 거의 매일 감기-특히 해수(咳嗽, 기침)- 상태에 있는 4세 아이가 6개월 전 내원하여 2회 한약을 복용한 이후 5개월 만에 다시 내원하였다. 당시 15일 정도 한약을 복용했으나 완전히 치료되지 않아 양방 치료를 받았지만 증상은 여전했고, 최근에는 눈까지 가렵다고 해 알레르기성으로 추정했다. 진맥을 하니 감기의 병사는 미약하고 알레르기성을 가지는 쇠약과 거부의 반응이 다소 유지되고 있었다. 즉, 만성 감기에서 알레르기성으로 진행될 상태였던 것이다.

또한 14세 아이가 최근 악화된 알레르기 피부염으로 내원했다. 발현된 피부 염증의 원인은 무엇일까? 좌측 맥의 1, 3지, 즉 폐-대장 경락에 있는 알레르기 병사가 그 원인으로, 이를 살펴 치료 중에 있다. 아마도 상심에 의한 폐-대장 경락의 손상으로 추정된다.

또 다른 사례로 22세 젊은이도 최근 원인불명의 피부발진으로 치료 중인데 그 상태를 살펴보니 우측 2지 비위맥의 병사로 보아 사려과다, 고민과 갈등이 원인이 된 것으로 보였다.

이렇게 알레르기가 있는지, 없는지도 맥진으로 살펴볼 수 있다. 알레르기에서도 감기와 같은 병사가 감지되고, 그러한 병사의 감지는 알레르기의 상태를 파악하는 관건이다. 이를 제거하는 것은 그 어렵고 불가능하다는 알레르기 질환 치유에 핵심이 되기도 한다. 알레르기를 난치라고 하는 것은 그 원인과 증후의 정확한 진단이 불가능하기 때문이다. 즉, 원인을 잘 모르기에 아직까지 적절한 치료방법을 찾지 못하고 있는 것이다.

1998년 기 측정을 통해 처음으로 알레르기의 근본 원인을 알게 되었다. 아토피 질환이 드물었던 당시에는 피부과 의사를 제외한 일반 (한) 의사들은 아토피가 무슨 병인지도 잘 모르던 때였다. 당시 내가 밝힌 것은 알레르기는 집진드기나 새집증후군이 원인이 아니며 주변 환경인자의 영향이 절대적이고, 사춘기를 지나도 소실되지 않는다는 것이었다.

당시만 해도 알레르기는 주로 집진드기나 먼지가 원인이며, 사춘기가 지나면 낫는 것으로 알려져 있었다. 그러나 당시 아토피 환자의 강한 병사로 보아 사춘기가 지나고 고착화될 수 있을 듯싶었다. IMF외환위기 이후 아토피 환자가 광범위하게 확산되어 일반 의사뿐 아니라 대중적으로도 많이 알려졌지만, 그 원인과 치료법은 아직도 불투명하고 요원하다.

감기로 오해하기 쉬운
결핵

기 측정을 익히기 전까지는 적어도 결핵균에 의해 발생하는 결핵의 경우 한의학으로 치료하기 어려울 것으로 알고 있었다. 1998년 기 측정을 시작하고, 결핵 치료를 위해 양약을 1년 가까이 상복한 환자들이 그 독한 성질에 의해 체력 저하, 소화기능 장애, 정기 훼손 등의 부작용에 고생하는 것을 지켜보면서 더 이상 이러면 안 되겠다고 생각해 치료를 시작하였다. 간혹 다른 질환으로 왔다가 결핵을 앓고 있으면, 한의학으로 치료될 수 있음을 알렸다.

그중 광주 신가동에 사는 한 50대 아주머니는 1년 결핵약을 복용해도 아직 완전히 낫지 않아 다시 1년간 복용해야 하는 상황에서 다른 길을 찾기 위해 내원해 상담하였다. 환자는 폐기훼손(肺氣毀損), 신정부족(腎精不足)의 상태라 단순히 항결핵약만으로는 회복되기 어려운 상태였다. 한약 중에 신정(腎精, 정신과 같은 뜻)을 보충하고 폐기(肺氣)를 강화하는 체질병증(유전성 질환으로 치료가 어려운 병) 처방과 시치를 하였다. 치료를 하면서 차츰 건강 상태가 회복되었고 결핵은 자연스럽게 치유되었다.

이와 비슷하게 결핵에 대해 한방치료를 받던 환자가 힘든 상태에서 벗어나 결핵이 치유되었다는 양방검사를 믿고 한방치료를 하지 않았다가 1년 후 다시 재발되는 진단을 받기도 했다. 완전한 건강 상태에 도달하지 못하여 일어난 일이라 본다.

과거 결핵은 난치 질환으로서 위험 순위 1위의 큰 병이었다. 요즘으로 치면 암과 같았다. 그러나 환자 상태에 적합한 한약 처방과 침 시술로 결핵이 치유되는 것을 보면서, 과거 의성들 또한 결핵 환자를 모두 치료했을 것이라는 생각이 들었다. 예나 지금이나 병의 치료에서 정확한 진단과 합당한 처방이 문제이다.

멈추지 않는 기침,
천식

천식이 심장병·폐기종과 같은 기질적인 훼손에서 비롯된 경우라면 치유는 불가능할지 모르지만, 대부분의 천식은 아무리 오래되었다고 해도 알레르기성이거나 기능적인 상태의 병변에서 발생한다. 이러한 심신성 장애로 발생하는 소아부터 노년의 천식은 그 상태를 바로 파악해 그에 합당한 치료를 한다면 치유될 수 있다. 그럼에도 많은 천식 환자들이 부적절한 진단과 치료로 회복되지 못하고 있는 것이 현실이다.

44세의 여성 환자가 천식이 생긴 지 2년이 지났는데 여전히 한 번 기침을 하면 가시지 않아 고통받다가 상태가 심각해 공기 좋다는 전남 장성 축령산으로 이사까지 하였다. 그리고 각고의 노력 끝에도 차도가 없자 내원하였다. 그런데 진찰을 해 보니 왜 낫지 않고 있는지 알 수 있었다. 환자는 폐-기관지 문제가 아니라 심장 기운의 울화에서 비롯해 발생된 심인성 천식 증세였던 것이다. 심장의 흉격열증을 제거하는 처방으로 치료하자 개선되기 시작하였다. 병인에 따른 치료는 이러한 심인성 천식에도 효과적이다.

또 다른 48세 여성 환자 역시 기침으로 1년 이상 이비인후과 등 치료를 하였지만 낫지 않고 지속되어 멀리서 내원하였다. 그런데 진맥을 해 보니 실제는 폐암의 증후였다. 태음인 심폐 기운의 훼손은 누적된 과로와 상심이 원인으로, 체질병증 치료와 침 시술로 치료 일주일 만에 호전되기 시작해 1개월이 지나자 기침은 거의 소실되었다. 그러나 암증은 6개월 정도 치료를 해야 했다.

소아가 천식으로 내원하는 경우에는 대체로 허약한 기운과 부모의 병사와 관련이 있다. 부모의 환경을 다스리고 허약한 내장기운을 보강하면 어렵지 않게 천식에서 벗어나는 것을 볼 수 있다.

현대인의 고질병,
성인병(당뇨·고혈압)

당뇨

하루는 의사로 일하고 있는 친지 한 분(남, 50대)이 최근 당뇨수치가
높아졌다며 서울에서 내원하였다. 공복 시 혈당 수치가 120이 넘는 상
황에서 양약을 복용해야 할지 고민이 되는 상황이었다. 초기라 노력하
면 회복될 것으로 보아 치료를 권유했다. 그렇게 2주에 한 번꼴로 토요
일을 이용해 항공편으로 서울에서 내원하였다. 그렇게 4개월이 지나자
치유되었다. 과로와 과심 등으로 인해 비위 기운이 허약해져 발생한 것
으로 보여 비위 기운을 보강하는 체질 한약을 사용해 인슐린 조절과 직
접 관련이 있는 비장의 기운을 강화하자 당뇨가 자연히 치유된 것이다.

또 다른 40대 남성의 경우, 사회생활 중 스트레스 및 피로 누적 상태

에서 당뇨수치이상과 함께 심신이 불량하여 내원하였다. 당시만 해도 그는 혈당강하약을 처방받아 양방치료를 평생 지속해야 하나 고심하고 있었다. 유명한 내과의사였던 환자의 친구는 환자에게 한의학 치료는 믿을 게 못 된다 하였지만 평생 당뇨를 앓아야 한다고 생각하니 끔찍했던 환자는 다른 대안을 찾아보고자 내원하게 된 것이다. 상태는 앞의 환자와 유사했으나 더 중하고, 누적된 피로로 인해 안정을 취하며 가료할 시공간이 필요해 요양을 권유했다. 이에 환자는 절에 들어가 1개월간 요양하였다. 아마도 환자에게 난생처음의 휴가였을 것이다.

이들은 모두 비위가 허약해져 발생한 것이라고 할 수 있다. 한의학에서 이야기하는 비장은 서양의학의 췌장과 같은 장기로 당뇨와 관련 있는 인슐린 조절 중추기관이다. 따라서 이를 보강하는 한약 치료를 통해 회복이 가능했던 것이다. 두 분 모두 치료한 지 5년이 넘었지만 이후 여전히 건강하게 생활하고 있다.

반면 며칠 전에는 당뇨합병증으로 입원한 단골환자를 4일 만에 양방병원으로 전원 조치하였다. 한의학적 치료만으로 다스리기에 한계가 있어 양방검사와 치료를 받은 후 다시 오라고 한 것이다. 이처럼 만성화로 깊어진 병증의 경우 완치되기 어렵다.

양방병원의 문제는 당뇨 발생 1~2년차의 상태를 치유하지 못하고, 관리라는 명목하에 평생 환자로 만들어 버린다는 것이다.

국가적으로 보면 당뇨는 단일 병명으로 고혈압과 쌍벽을 이루고 그 약

값이 매년 수천억 원 이상 사용되는 것으로 조사된다. 이런 점을 감안할 때 당뇨에 대한 한의학적 조기 치료의 방향을 국가적으로 고려해야 한다고 본다.

고혈압

고혈압 그 자체는 질환도 아니고 증상도 아니다. 하지만 2차적으로 동맥경화나 심장비대, 뇌졸중 등을 유발할 수 있다는 점에서 당뇨와 함께 잘 다스려야 할 대표적인 현대 성인병이다. 그런데 문제는 서양의학에서 평생 혈압강하약만 복용하라는 식으로 치료해 전 국민을 평생 환자로 만드는 나쁜 결과를 초래하고 있다는 데 있다. 나아야 할 사람이 낫지 못하고 오히려 진짜 병(심장병, 뇌졸중)으로 가는 길을 열어주는 셈이다.

2004년 2월, 60대 후반의 혈압약 복용 환자가 피곤하고 체력이 약해져 내원하였다.

"얼마 전 어려운 일을 겪으면서 화병이 생겼는데 항상 가슴이 답답해요. 운전을 직업으로 하다 보니 운동이 부족한 데다 계속 앉아 있으니 허리의 통증이 심합니다."

그 밖에도 소변 빈삭(頻數) 등의 증상이 나타나 스스로 건강이 좋지 않음을 직감하고 있어 불안한 마음을 가지고 있었다. 뿐만 아니라 잠도 하루 3시간 정도밖에 자지 못했다.

진찰해 보니, 토양맥처럼 신경과울 상태로 비위의 실증인 형상맥으로

온다. 얼마 전 상처가 얼마나 큰지 몸에 병증을 유발하고 있었다. 그 맥도 불충불순(不充不順)해 허하여 흩어진다. 소음인이며, 허손(虛損)으로 훼손되어 망양(亡陽, 양기를 잃어 병이 되는 것)의 중증(中症) 상태였다. 이는 그 이전부터 병중한 상태였음을 보여준다.

2개월 동안 28회 정도를 꾸준히 내원해 침 시술을 받았다. 혈압은 119~155/55~89mmHg로 오르내리는 불규칙한 상태이나 전체적 상태가 안정되어 혈압약을 금했다. 신장 기운이 쇠약해 혈압 상승을 유도한 것으로 보였다. 강력한 보신 치료로 회복되어 혈압은 정상화되었지만 이후 과로가 지속될 경우 재발할 가능성은 여전했다. 이는 환자의 상태가 완전히 건강 상태로 회복되지 못한 채 2개월 만에 치료가 중단되었기 때문이다.

같은 해 11월, 이번에는 그해 여름 남편이 급사한 충격으로 고혈압이 발생해 약을 복용 중인 60대 초반의 환자분이 내원했다. 내원한 이유는 기운이 없고 어지러워 힘들다는 것이었다. 그 외 증상으로는 아침마다 오른쪽 다리가 뻐근하고, 일어날 때마다 아팠으며, 항강증(목이 굳는 현상)이 있었다. 또한 머리가 개운하지 않으며, 하지가 저리고, 하루 2~3회의 야뇨증이 오래되었고, 수면을 깊이 하지 못하는 증후가 있었다.

진찰해 보니 완긴(緩緊)한 상태와 좌측 신허의 허손 맥상을 유지하고 있었다. 야뇨증, 하지 저림, 두풍증(머리가 아프고, 어지러운 증세), 천면 등은 모두 신허의 병증에서 비롯되어 나타나는 증상이다. 신장 기운이 쇠약하면 골수 형성도 떨어지고 뇌-척추의 흐름도 원활하지 못하여 저림과 두풍증 등의 증상이 발현된다. 치료는 독활지황탕가미로 청심(淸心, 심장을 보호하는 장부에 이상이 생겼을 때 치료하는 방법) 보신의 처방이 필요하였고 1개월 치료하였다.

이후 4개월이 지난 2005년 3월 15일 내원하여 진찰하였는데, 한약 복용 이후 혈압은 정상적으로 유지되고 있었다. 처음 치료 시 고혈압이 시작된 지 6개월밖에 되지 않은 초기 상태라 단기간에 치료된 것이다. 만약 만성화된 혈압증 상태라면 장기간 치료해야 회복 가능성을 가늠할수 있을 것이다. 다른 체질도 그러한 경향이 있지만, 소양인의 경우에는 특히 신장 기운의 쇠약에 의한 혈압증상 발현이 눈에 띈다.

2011년 8월에는 40세 남자가 당뇨와 혈압이 있어 치료차 내원하였다. 당시 혈압은 150/90mmHg, 혈당은 140 정도였는데 견비통·요통 등의 근육통증 증세도 있다. 1년 전부터 혈압·당뇨로 진단받았는데 집안일로 크게 고민하고 상처를 받아 발병한 것이었다. 발병이 오래되지 않았고 나이가 젊어서 치료가 어렵지 않을 것으로 보였다.

이 환자의 경우 태음인 목양체질로 울분으로 인한, 간장 경락의 기운이 크게 응체(凝滯)되어 기혈순환 및 혈액순환 장애의 고혈압이 발생한 것으로 보고, 체질침과 청폐사간탕(淸肺瀉肝湯, 맥이 현긴하고, 쉽게 화를 내는 등의 신경증을 치료하는 처방) 가미를 처방하였다. 입원 치료한지 일주일이 지나자 혈압 및 혈당이 정상화되었고, 이에 양약(혈압강하

제 · 혈당강하제)을 금하였다. 이후에도 매일 검진하였는데 양약 없이
도 일주일간 혈압 및 혈당 상태가 양호하게 유지되었다. 회복이 빨랐던
것은 혈압, 당뇨 증세가 발생한 지 얼마 되지 않아 몸 상태가 고착화되지
않았고, 회복이 쉬운 경증 상태였기 때문이라고 본다.

2004년에 3회가량 내원하였던 52세 남성 환자는 당시 혈압이
151/93mmHg(맥박 101회)이었는데, 2007년 2월 내원했을 때는 혈압
약을 1년 넘게 복용 중이었고, 약간의 공황장애까지 온 상태였다. 이
에 그해 3월 19일 인천으로 이사 가기 전까지 한 달여 동안 20회 정도
의 침 시술을 하며, 혈압약을 금하고 매일 혈압을 체크한 결과, 최고
137/90mmHg까지 오르기도 했으나 대체로 130mmHg 이내에서 양호
하게 유지되었다.

이 환자의 경우 고혈압 환자로 내원한 것이 아니라 다른 병증으로 치
료하러 왔다가 혈압 상태를 보고 치료를 권유하여 회복된 사례다.

이렇듯 치유 가능한 2차성 고혈압증 및 경증 환자가 실제로 더욱 많
을 것으로 보인다. 그러나 이들 중 상당수가 의료보장이 되는 양방병
원으로만 갈 뿐 한방치료는 생각지 않는다. 그러나 양방병원에서의 치
료란 일정 혈압을 유지하기 위해 평생 혈압강하약을 복용하라는 것이
다. 이러한 상황에서도 환자들은 다른 치료를 선택하는 데 몹시 주저
하고 어려워한다.

혈압과 당뇨 예방을 위해 사회적으로 건강한 환경을 조성하는 것도

중요하나 지금 당장 현실에서 필요한 것은 이렇게 1~2년 이내에 발생한 고혈압·당뇨 증세를 적절한 진단과 치료로 만성화되는 상태를 막고 예방적인 치료로 성인병이 창궐하는 시대를 막는 것 아닐까?

제도에서 소외된 한의학계의 불행한 처지는 곧 국민의 피해로 이어진다. 이렇게 된 데는 매스컴의 영향도 크다. 국민들은 매스컴과 일부 의사의 말에 따라 평생 혈압강하약·혈당약을 복용해야 한다고 세뇌된 상태라 여기서 벗어나기가 쉽지 않다. 현재 매년 증가하는 혈압·당뇨 환자와 이로 인한 의료비 폭증은 이와 무관하지 않다.

오스트리아의 철학자 이반 일리히가 근대 문명을 비판하며 쓴 『병원이 병을 만든다』라는 책이 떠오른다.

어떻게 한방으로 고혈압을 치료하지?

2차성 고혈압(신장 기능 및 내장 상태의 문제로 발생한 고혈압)은 그 내장 상태를 다스려 자연스럽게 혈압을 정상화할 수 있다. 즉, 근본 원인을 치료함으로써 혈압은 자연 회복되는 것이다.

그러나 본태성, 또는 유전적인 고혈압은 근치(根治)가 어렵다. 본태성 고혈압은 한방치료로 호전되어 일정기간 혈압이 정상화될 수도 있지만, 시간이 지나면 다시 고혈압증이 발생하는 경향이 있다.

그 예로 필자의 어머니(현 86세)는 10년 전쯤 2년간 혈압약을 복용하지 않았다. 1년간 한약을 복용하니 정상화되어 2년간 안정 상태를 유지할 수 있었던 것이다. 그런데 시간이 지나자 다시 혈압이 올라 양방의 처방을 받아 지금까지 복용하고 있다. 외가 전체가 모두 본태성 고혈압증을 앓고 있으나 현재까지 중풍으로 쓰러진 사람은 없다. 본태성 고혈압증은 태음인의 체질적인 면이기에 혈압이 200mmHg 이상 오르내려도 잘 견디고 생명 유지에는 지장을 주지 않기 때문으로 보인다.

그러나 그렇다 하더라도 체질에 맞는 혈압강하약을 처방받아야 한다. 약을 먹어도 잘 듣지 않는 경우가 종종 있는데 이는 약 자체의 문제라기보다 처방이 적절하지 않아서이다. 필자의 어머니도 한때 양약을 잘못 복용해 혈압이 조절되지 않다가 (불필요한) 14가지 약을 4가지로 줄이니 오히려 정상화되었다.

급격한 피로 누적,
갑상선 장애

불임 때문에 30세의 여성 환자가 내원하였다. 양방에서는 "갑상선기능항진이 있어 태아에게 문제가 생길 수 있으니 임신을 할 수 없다"라고 하였다 한다. 병을 치료하고 다스려야지 여성에게 중요한 임신을 아예 하지 말라니 어떻게 해석해야 할지 모를 일이다. 진맥해 보니 환자는 소양인으로 흉격열증을 다스리고 신수(腎水)를 보강하여 심신의 안정을 꾀할 수 있을 듯했다. 그렇게 갑상선 장애를 치료하였고, 원하는 임신도 하여 건강하게 아기를 출산하였다.

갑상선기능항진, 혹은 저하는 고질적인 유전적 문제도 있겠지만 대체로 심신의 안정을 꾀하는 체질 치료로 회복될 수 있는 것이다. 그 환자는 이후 둘째도 자연 출산하였다.

한번은 단골환자의 자녀로 16세의 어린 여성 환자가 갑상선기능항진으로 내원했다. 양방병원에서 진단을 받았는데 평생 양약을 복용해야 한다고 했단다. 부모는 평소 본원을 신뢰함에도 불구하고 양방의사의 진단을 받은 상태라서 한방치료를 망설였으나 한방치료를 통해 심신의 안정을 꾀하자 자연히 회복되었다. 회복 이후 양방검사를 받은 결과 정상으로 나왔다. 그럼에도 영 불안했는지 부모가 1년 후 다시 검사하였는데 그때도 마찬가지로 이상이 없었다.

갑상선은 우리 몸의 호르몬과 에너지를 조절해 주는 중요한 기관이다. 갑상선의 기능이 저하되면 만성 피로, 변비, 무기력, 체중 증가 등이 나타나고, 기능이 항진되면 만성 설사, 체중 감소, 심장박동 증가, 더위 등의 증상이 유발될 수 있다. 기능 저하나 기능 항진은 실제 병이 아니라 몸의 자연스러운 반응이다. 따라서 결과[기능저하나 항진]를 다스리는 것이 아니라 그 원인을 다스리면 자연히 갑상선기능은 안정을 되찾는다.

갑상선 양약 복용을 권장한다!

한의사가 양약 복용을 권한다? 언뜻 생각하면 이상하게 들릴지 모르지만 필자는 환자의 상태에 따라 이를 권하기도 한다. 환자의 건강과 치료가 우선이기 때문이다. 임상 현장에서 보면 약을 자의적으로 금해 오히려 고통받는 경우를 본다. 중병이 아닌 이상 의학적 치료 없이 자가 관리와 치료도 좋지만 적절하지 못할 경우 오히려 해가 될 수 있고, 특히 의학적인 치료 없이는 해결할 수 없는 부분이 있다. 따라서 의료를 거부하다가 뒤늦게 낭패를 보는 경우를 왕왕 보았다. 환자의 상태에 따른 적절한 처치와 관리, 조언을 하는 전문가(의사)를 잘 활용하는 것이 건강상 이익이 될 것이다.

한 환자(여, 28세)의 사례를 보자. 이 환자는 과거 갑상선암으로 수술을 받은 후 평생 갑상선 양약을 복용해야 했다. 그러나 부작용이 걱정돼 약을 금할 겸 단식 수행을 했는데 오히려 생리불순·가슴답답함·두풍증 등 제반 신체 컨디션이 악화되어 내원하였다. 이에 그 환자에게 갑상선 관련 양약의 무해함과 유용함을 설명하고 복용을 권하였다. 내가 아는 한, 그 비용과 복용의 간편성, 효과 측면에서 그에 비할 한약이 없었기 때문이다. 한약은 갑상선기능 항진이나 저하 상태를 개선, 치유하거나 갑상선 암의 치료에서 도움이 되겠지만, 샘이 제거된 상태에서는 양약 복용이 우선이다.

관절을 파고드는 고통, 통풍

41세의 남성 환자가 내원했다. 체형은 비만형이었고, 건설회사에 근무하여 장거리 운전을 자주 한다고 했다. 또한 통풍으로 수년째 앓고 있으며 그동안 양방치료를 해 보았지만 이렇다 할 효과를 보지 못해 한방치료를 받아보고 싶다고 하였다. 주로 무릎 관절과 발목 그리고 주관절에 통증이 심했다.

진맥을 하니 체질이 태음인인데 원래 식사를 잘하여 담음(痰飮, 체내 수액이 원활히 돌지 못해 만들어진 물질)의 형성이 많고, 스트레스를 잘 참고 안으로 삭여 간담의 경락에 울화로 인한 병발이 많았다. 또한 진맥상 활(滑)유여하여 습울(濕鬱) 상태를 유지하였는데 이는 스트레스와 과로가 지속된 결과로 보였다. 현재는 무엇보다 양슬 및 발목이 불량하여 걷기가 불편한 상태다. 식이요법을 시행하고 태음인 체질침 시술과 정신사간탕(定神瀉肝湯, 구토, 가슴 답답함 등을 치료하는 처방약) 처방을 가미하여 치료하였다.

8일째 내원했을 때 경과를 보니 발목, 슬은 호전되었으나 우측 주관절이 붓고 아프다고 하였다. 따라서 목 및 허리 자세가 불량하기 때문으로 보고 추나 교정 치료를 하였다. 10일 이후에는 패장을 가미해 투여하였고, 이후 요료법(尿療法)을 권유해 같이 처음 마셔보기도 하였다. 그렇게 해서 치료 3개월 만에 일상생활이 가능한 상태로 완화되었다.

환자는 자신의 호전과 회복 정도에 만족스러워했지만 근치에는 한계가 있었다. 수년간 앓으면서 방치되었고 병이 깊어져 간신(肝腎)의 훼손 상태와 불량함이 컸기 때문이다. 이처럼 회복상 한계를 가질 때는 지속적인 관리가 필요한데, 식이 · 운동 요법이 무엇보다도 중요하다.

통풍 환자 중 대다수는 스스로를 불치병으로 여긴다. 그래서인지 그저 임기응변식으로 통증 해소를 위한 침 시술만 받을 뿐 근치하려 하지는 않는다. 그러나 발생한 지 1~2년 정도밖에 되지 않았거나 경증의 경우 회복, 치유가 가능하다.

불규칙한 식습관의 결과,
위 염

위를 진단할 때는 우측 2지 비위맥에서 위맥을 살펴본다.

2013년 10월 내원한 남성 환자의 이야기를 해보자. 이 환자는 부인의 산후 잡병 때문에 보호자로 왔다가 자신의 어깨 치료를 원했다. 우측 어깨는 유착 상태에서 마찰음이 있었고, 가동범위를 채우지 못했는데 진맥해 보니 비위맥이 염증 상태였다. 삽울(澁鬱, 염증으로 손상을 받은 상태)한 상태라서 "속, 위장에 염증이 있다"라고 말하니 수년간 앓고 있다고 했다. 삽울하고, 병증이 깊고 완고해 향후 악화되면 암증으로 될 수도 있는 상황이었다. 단순 위염이라면 이렇게 분명하고 완고한 병증맥이 아니다.

환자는 직장생활에서 업무과다로 매일 늦게 퇴근하고, 주 1~2회는 밤 11시를 넘기기 일쑤였다. 또한 점심식사도 종종 거르는 등 불규칙한 식생활을 하고 있었다. 스트레스와 피로 누적에 불규칙한 식생활까지 겹치니 염증이 낫지 않는 것이었다. 여기에 큰 충격까지 받는다면 암화(癌化)되는 건 시간문제였다.

모든 병이 그러하지만 장기 하나에 병이 나면 그 주변 장기조직의 상태를 모두 볼 필요가 있다. 병증의 상태가 다 다르고, 그에 따라 적절한 치료가 필요하기 때문이다. 따라서 위염이라고 위만 보고 치료할 경우 치료기간이 길어지고, 만성화되어 수년을 앓게 될 수도 있다.

한번은 한약처방을 받은 이후, 양방병원에서 내시경을 해보니 위궤양이라는 진단을 받았다며 환자가 내원했다. 위궤양의 상태를 미처 인지하지 못한 부분도 있으나, 환자는 흉비·흉통으로 역류성 식도염, 불면증, 두통 등의 심신증을 심하게 앓고 있었기에 위병은 (내가 인식하기에) 문제가 되지 않아 그 부분에 소홀했던 것이 사실이다. 환자는 심화(心火)가 극심하여 발생된 심기울체(心氣鬱滯, 심기가 퍼지지 못하고 한 곳에 머물러 있는 것)·심기울화의 상태였고, 스트레스성으로 위병[궤양]을 앓고 있었다.

"제가 보기에 위궤양을 오래전부터 앓고 있었고, 또 최근에 심해진 듯합니다."

"수년 전부터 앓았어요. 약을 복용하면 좀 나은 듯하다가 또 아프고 또 아프고 그랬어요. 이번 검사에서는 전보다 심해졌고요."

몇 년간 위궤양만 보고 치료하여 왔으나 지금까지도 치유가 되지 않았던 것이다.

"위궤양의 원인이 되는 상태(심화상염)를 다스려야만 위궤양도 근치에 이를 수 있어요. 이제라도 원인을 치료해 보도록 하시죠."

의사에게 쉽게 들키지 않는
췌장염

속(대장)의 불편함과 관절증으로 병원을 전전하던 한 환자가 내원하였다. 조금씩 나아지고는 있었지만 뿌리는 낫지 않고 지속되는 상태였다. 2~3개월간 환자의 집에 가 풍수와 수맥까지 봐주었는데 그 환자의 내장 문제는 대장이 아니라 췌장에 있었다. 진찰을 통해 그리 말하니, 그걸 어떻게 아느냐며 신기해한다. 여기저기 병원을 다니다가 급기야 대학병원에서 한 노(老)교수의 특별 진찰을 받는데 "췌장병이며 이는 약도 없으니 그리 알고 그냥 살라" 했다는 것이다. 췌장병은 진단이 어렵고, 약 또한 개발되지 않아 별로 없기 때문이다.

한의학에서는 우측 2지의 비위맥상으로 비[췌장]의 병증 상태를 살피며, 그에 따라 침 시술, 약 등의 처방으로 치료한다. 즉, 진단의 도구(진맥)와 그에 따른 치료법(침, 약)이 있다는 것이다. 이를 토대로 췌장암을 발견한 사례들도 있다.

2007년경 보약을 짓기 위해서 내원한 한 환자를 진맥해 보니 비위맥 상이 암증맥이며, 그 부위가 췌장이 확연해 양방진단을 받아 보게 하니 췌장암 초기로 진단돼 수술로 암세포를 제거해 치료하도록 했다.

또한 2008년 4월 중순 41세 남성 환자의 경우, 광주 모 병원에서 초음 파 · 방사선검사 · 혈액검사 중 담낭 및 췌장에 종양이 발견되었는데 이 것이 암으로 추정돼 대학병원 암센터에 의뢰하던 중 본원에 입원해 치 료를 실시하였다.

입원 치료를 시작한 지 2주 후인 5월 초 대학병원 암센터에서 1차 검 사를 한 결과, 췌장의 종양은 없으며 담낭에 있는 종양은 내시경을 통해 정밀검사를 해 봐야 정확히 알 것 같다 하여 본원의 입원 치료를 지속하 였다. 그로부터 일주일 후 대학병원 암센터에서 재검사를 실시하니 담 낭의 종양도 없어져 병원의 담당의사가 당황하였다고 한다. 이후 재검 진에서도 별다른 증후를 발견하지 못했고, 6개월 단위 재검진만을 권유 받고 돌아왔다.

혈액검사상 개선 사항을 소개한다.

검사항목	입원 전 검사결과 (4/28)	입원 이후 검사결과 (5/16)	참고: 정상 수치
WBC	10.43 ×103/mL	5.68 ×103/mL	4.5~11.0 ×103/mL
RBC	3.56 ×106/mL	3.86 ×106/mL	3.8~5.7 ×106/mL
hb	12.4g/dL	13.0g/dL	13.5~17.0g/dL
MCV	111.2fL	104.7fL	80~96fL
MCH	34.8pg/cell	33.7pg/cell	27~33pg/cell
SGOT	30U/L	17U/L	7~40U/L
SGPT	38U/L	18U/L	7~40U/L
ɣ-GT	658U/L	183U/L	8~63U/L

　이 환자의 경우 급성 병증의 발현으로 종괴가 생겼으나(CT검사) 치료 과정에서 소실되었다. 병변(病變)은 소실되었지만 병을 일으키는 병사는 아직 유여하여 치료를 지속하였고 8월 초, 간 수치가 모두 정상화에 이르고 암증의 병증, 병사가 모두 소실되어 약물 투여와 치료를 중지하였다. 즉, 보이는 급성병증의 암은 1개월 치료과정에서 소실되었지만 암증치료까지는 총 6개월이 소요된 것이다.

소화 안 되는데 설사는 계속, 대장염

2년 전 한 환자가 허리 통증으로 내원하였는데 진맥을 해 보니 대장이 암증에 이른 상태였다. 그래서 환자에게 물으니 대변 불규칙과 불편함을 가진 지 오래라고 했다. 이에 양방검사를 받아 보니 대장 용종으로 진단되었다.

대장의 염증과 용종, 암증의 상태는 좌우 3지의 중침안시 맥상으로 판별된다. 현재 치료 중인 대장폴립이 수없이 많은 환자에서부터 궤양성 대장염증 환자, 과거 크론병의 난치상태에서 치료한 환자 등 모든 대장질환 환자의 상태 파악은 진맥으로 병의 정도와 치료의 회복 정도를 판별해 분석할 수 있었다.

30대 여성 환자가 10년 전 복통과 하혈로 내원하였다. 크론병이라는 장내 염증적인 난치성 질환으로 서울 모 병원의 치료를 받았지만 상태가 개선되지 않자 대안을 찾던 중 본원의 한의치료를 받고자 내원한 것이었다.

환자는 소양인 토양체질로 폐-대장 기운의 훼손에 의한 손상이었다. 과거 상처에서 비롯돼 회복이 난해한 상태였지만 꾸준한 치료로 점차 회복되어 갔다. 출산을 세 번 하는 과정에서 조금 불편해지곤 해 치료를 받기도 했으나 치료를 받고 나면 개선되어 증상은 소실되었다. 그렇게 3년 전까지만 해도 별다른 증후 없이 잘 보냈는데 2년 전부터는 자녀 양육에 어려움이 있었다. 아이가 셋이나 되다 보니 여러 가지 신경 쓰는 일이 많아져 하루하루가 전쟁 같았다. 미리 알았다면 출산 문제에서도 조언을 해주었겠지만 그러지 못했다.

처음과 같은 중증 상태는 나타나지 않아 생활에 큰 문제는 없다지만 최근 들어 약간의 통증과 장의 불편함 등 경미한 병증 상태에 머물러 있다. 그나마 다행인 것은 이제 자녀가 커 사회생활도 다시 시작하게 되었는데 심신의 안정만 취할 수 있는 환경이라면 별다른 치료 없이 지낼 수 있는 상태이다.

고향의 지인(여, 40대)이 내원하였다. 여러 증상 중 궤양성 대장염으로 양방치료 중인 환자였다. 진맥해 보니 순수한 심성은 기운도 화완(和緩)한데 과로가 원인일 것으로 추정되었다. 어린 시절 몸을 다쳐서 장애를 가진 것도 화근이라 생각되었다. 그래도 그렇게까지 심하게 아플 심신 상태가 아닐 것으로 판단되었고, 훼손된 기혈의 원인인 심화를 다스리면 상태는 호전될 것으로 여겨졌다. 이런 기대로 2개월간 꾸준히 약물 위주의 치료를 한 결과 다소 안정화되었다.

흔히 궤양성 대장염은 난치성으로 알려져 있지만 환자의 상태에 따라 다를 수 있다. 궤양성 대장염을 유발하는 인자는 한의학적으로 보았을 때 다분히 심신적 훼손이라 칠정의 손상에 의한 것이다. 만병유심(萬病留心, 모든 질환은 심신 원인에 의해 발생하고 진행)처럼 이 병도 심적인 스트레스의 문제가 결부되어서 발생하는 것으로 추정된다. 모두는 아니지만 대체로 그렇다. 심화가 소장의 화열, 즉 염증을 유발하는 것으로 한의학은 규정하고 있다. 그래서 근본이 되는 심화를 다스리면 자연스럽게 장내 염증은 치료된다. 사실 약물도 심화를 다스리지만 약리적 효과는 장내 염증적 치료성과가 분명한 것으로 구성된다. 치료 종결 이후 7개월이 지나 연락해 본바, 그동안 대장 상태는 양호해 건강을 유지하고 있었다. 이는 근치에 이른 상태로 보인다.

술 조심 스트레스 조심,
간병(간염 · 지방간 · 간암)

간의 병은 좌측 2지 간맥을 중심으로 진단한다.

한번은 한국어를 전혀 하지 못하는 외국인이 내원하였다. 환자는 통역을 통해 최근 건강 상태가 매우 좋지 않다며, 과거 간병을 앓아 치료하였는데 혹시 그 후유증이 아닌가 싶다고 이야기하였다. 살펴보니 좌측 간맥은 양호한데 우측 2지가 병증 상태였다. 이를 누차 설명해 병증의 치료를 당부하였다.

사실 간병이나 위장병이나 모두 식이 · 생활 치료가 대동소이하지만 병 발생 부위에는 차이가 있다. 진맥을 통해 보면, 지방간은 좌측 2지 활현한 지방간 특유의 맥상-비실(肥實)한 기운의 맥상-으로 판별할 수 있다(『임상맥진강좌입문』의 간맥 편 참조).

얼마 전에는 알코올성 간염을 지나 간경변이 의심스러운 40대 남성 환자가 내원해 입원 치료를 받았는데 그 경과는 다음 수치가 말해준다. 참고로 이 환자의 경우 금주(禁酒)하고, 치료를 받자 상태가 호전되었다.

검사항목	검사결과(6/11) 치료 시작	검사결과(6/18) 치료 중	검사결과(6/25) 치료 중	참고: 정상 수치
WBC	6.14 ×103/mL			4.5~11.0 ×103/mL
RBC	7.78 ×106/mL			3.8~5.7 ×106/mL
hb	16.0g/dL			13.5~17.0g/dL
MCV	98.3fL	105.9fL		80~96fL
MCH	33.5pg/cell	34.0pg/cell		27~33pg/cell
SGOT	1200U/L (희석 결과 2048U/L)	32U/L	18U/L	0~40U/L
SGPT	912U/L (재검 결과)	116U/L	28U/L	0~41U/L
γ-GT	163U/L	161U/L	106U/L	8~63U/L

양방 의사에게는 미안한 이야기지만, 양방병원에서는 간암의 진단이 간혹 뒤늦은 경향이 있다. 진행되는 암의 상태를 발견하지 못하고 뒤늦게 발견하여 환자의 치료시기를 놓치게 되는 것이다.

이와 같은 한계를 극복하기 위해서는 대책이 필요하다. 혈액검사, 초음파, X-ray, PET만으로는 부족하다. 암 전문 치료의사로서 다른 대체 방안을 생각해 보아야 하지 않을까 감히 조언해 본다.

간(肝)질 환자의 한약 복용에 대해서

간혹 '한약은 간에 해롭지 않느냐?'는 답답한 질문을 듣는다. 어떤 간질환이라도 그의 상황에 알맞게 처방한 한약은 간질환 치료에 도움이 된다. 한약은 인체에서 거부하는 인공 화학물질이 아니라, 인체에 무해한 자연천연물이다. 간경화 말증에 3년간 한약 복용, 간암 말증에 4년간 한약 복용 중인 환자들이 있다. 생사의 기로에서 한약 처방이 아니었다면 극적인 전환을 이루지 못했을 것이다.

환자에 대한 처방은 담당 한의사가 책임질 일인데, 환자를 책임지지 않을 사람들이 한약의 간독성 문제를 거론하여 한약치료를 의심하게 만드는 것은 월권이다. 그렇게 말하면서도 스스로들 홍삼, 복분자주, 매실즙, 백세주(한약재로 만든 술) 등을 마시지 않는가.

피로하고 자꾸 깜빡깜빡, 신장병

은행의 지점장으로 근무하다가 건강이 나빠진 남성 환자가 내원했다. 좌우 신장맥상을 보니 신장 기운이 크게 약화되어 있었다. 양방에서는 신장 기능 이상으로 진단했다고 한다. 환자는 헬스ㆍ마라톤을 하는데 물을 거의 마시지 않는다고 했다. 땀을 많이 흘리는데 물을 마시지 않아 신장 기능이 저하된 것이다. 이제 원인을 알게 됐으니 물을 자주 마셔야 겠다고 한다.

신장 기능 이상은 양방과 한방 모두 판별하기 까다롭다. 양방에서 진단이 어려운 부분이 췌장, 간, 난소, 그리고 신장 부위인데 이들은 내장 깊이 있어 내시경으로 직접 보지 못하기 때문에 조직검사를 하기 전까지는 그 상태가 어떤지 분별하지 못한다. 또한 한방에서도 진맥상 신장 이상은 잘 판별되지 않는 편이다.

과거 동양의학에서는 보토파(補土派, 주된 치료에서 소화기능을 튼튼히 하는 것)와 보신파(補腎派, 주로 신장 기운을 보강하여 전신 건강 상태를 다스리는 것)가 존재하였다. 전체 환자를 분류하면 대체로 소화기능이 좋지 않거나 신장 기능이 좋지 않은 환자로 나뉘기 때문이다. 소화 기능은 환자 스스로 느끼는 경우가 대부분이고 그에 따른 임상기술도 발달되어 있으나 신장 기능은 환자가 느끼지도 못하고(보통 피로감, 기억력 저하 등으로 나타남) 그에 따른 진단 및 치료기술도 미흡한 상태이다.

결국 신장 기능 이상에 대한 진단은 심각한 단백뇨 · 혈뇨가 나타나는 등 신부전이나 신장암에 이르러서야 표면화하는 경향이 있다. 한의학에서는 신허(腎虛) · 신실(腎實)이 병증 상태를 판별해 신장허실의 건강 상태를 살핀다.

남녀노소를 떠나 현대인에게 가장 취약한 장기가 바로 신장이라고 해도 과언이 아니다. 그 이유는 정신적인 과로, 식생활 문제, 수면 부족, 성생활의 과다 등을 들 수 있을 것이다.

한 초등생이 신장 이상으로 수년째 대학병원의 진료를 받고 있었다. 그러다 감기에 걸렸는데 양약보다는 한약이 더 안전할 것 같다는 생각에 부모가 아이를 데리고 내원했다. 내원할 때마다 한방치료를 2~3개월만 해보시라고 하여도 통 들으려 하지 않아 신장 치료는 하지 못했다. 그렇게 3년쯤 흘러 양방병원에서 신장기능이 나빠져 투석을 해야 할지 모른다는 이야기를 듣고 그제야 신장 치료를 받고자 내원했다.

주된 치료는 체질병증에 대한 것으로, 소음인 신장허손의 망양증에 처방을 하였다. 3개월 치료를 하고 나니 양방병원의 신장기능 검사표를 가지고 내원하여 신장기능이 정상화되었다고 기뻐한다. 사실 별다른 중한 상태가 아니었는데 수년간 그조차 다스리지 못했던 것이다. 소음인 망양증이라, 복용 중인 양약의 한계가 있어 오랫동안 양방치료로 호전, 회복되지 못했던 것으로 추정된다.

이와 비슷하게 신장 기능의 이상이 불명확한 가운데 단백뇨·혈뇨가 있어 내원하면 한의 치료를 권유한다. 병이 위중한 상태가 아닌 이상 정상화로 회복될 수 있다.

신장투석 중인 환자 가운데도 간혹 내원하여 한의 치료, 즉 침이나 한약 처방을 받는 경우가 있다. 투석을 해도 몸 상태가 좋지 않은 경우가 있는데 최근에도 그런 두 분이 내원하였다.

한 분(여, 50대)은 체력이 너무 떨어져 이러다 죽을 수도 있겠다는 것을 환자 스스로 피부로 느껴 내원하였다. 진맥을 하니 곧 운명할 수도 있을 것처럼 생기가 미약하였다. 망양의 말증에 이르는 중한 상태였고, 3개월간 한약 및 침 시술을 통해 보양적인 처치를 받았다. 일어나기도, 눈

뜨기도, 팔다리를 움직이기도 힘든 상태였지만 보양을 통해 생기가 다시 충전되자 활동은 어느 정도 가능하였다. 환자는 의지로 강건하게 자리를 지키고 있었다. 생활환경에서 오는 여러 문제로 인해 건강이 악화되자 발생한 것으로 보였다.

다른 한 분은 재발암의 예방치료를 위해 왔던 환자의 어머니인데, 투석을 시작한 지 채 1년도 되지 않았지만 다리의 힘이 없고 걷기도 불편해하며 하지통증으로 고생하고 있었다. 같은 소음인 체질의 망양 중증의 상태였다. 위중하지는 않지만, 중히 허손된 상태로 보신, 보양이 필요하였다. 신양기의 허손에 의한 망양증은 보신의 보양적인 처치를 필요로 한다. 한의의 치료는 망양의 위중한 상태에 이르기까지 한약처방이 가능하다는 장점이 있다.

쉽게 숨이 차고 번아웃되는 심장병

사실 맥상으로 심장병의 상태를 현대 기기보다 정확히 분별한다고 볼 수는 없다. 그러나 임상에서 심장병 유무의 정도와 그 가능성을 살피는데, 특히 심장병의 진행과정을 살펴보는 데 있어서, 분명하고 명확한 진단의 유용성이 있다. 간단히 진맥만으로 심장병의 유무를 살피는 것은 어렵지 않다. 진맥을 통해 '심장병의 상태가 되었다', '되는 과정이다', '아직 미치지 못했다'라고 그 과정을 진단한다는 점에서 심장병에 대해 예방적 조치를 취하는 데 명확한 도움이 되는 것이다. 심장병의 진행과정을 미리 판별해 예방 치료를 할 수 있고, 치료법의 유효성을 확인할 수 있다는 점에서는 진맥은 그 어떤 진단방법보다 탁월하지 않을까 생각해 본다.

한 환자는 불안장애의 초기를 지나 다소 힘든 상태에서 흔히 같이 경험하는 역류성 식도염을 앓고 있었는데 경계(驚悸), 정충(怔忡)의 심불안증이 심하여 여기저기 병원을 찾아 검사를 받았다. 그런데 한 대학병원에서 심장병이라고 했다며 내원하였다.

직장인이었으나 일상생활을 할 수 없어 입원 치료를 받게 됐다. 진맥상 불안정한 심맥이 있었지만 심장병·협심증 정도는 아니었다. 상태가 악화되면 다소 불안정한 맥상을 나타내지만, 심장병으로 되는 진행과정에 있을 뿐 아직 발병한 것은 아니었다. 물어보니 한 병원만 심장병 가능성을 이야기했지, 다른 두 병원에서는 심장 자체는 이상이 없다고 했단다. 아마 환자가 가장 좋지 않은 심불안증 상태일 때 심전도·초음파 검사상 그리 나온 것으로 추정된다.

이와 비슷한 경우는 많다. 환자는 흉비(胸痞)·흉통(胸痛, 가슴이 아프거나 결림)·심불안증을 가지고 혹시나 하며 심장병[판막이상, 부정맥 등]이 아닌가 의심하는데 좌우 맥상의 뛰는 모습과 맥상 규칙성 정도를 살펴서 심장병의 유무를 확인한다. 심장병은 흉비증을 지나 흉통증을 유발하는 과정에서 조금씩 진행되는 것으로 보인다.

가족(자녀, 남편)의 진찰을 위해 간간이 내원하는 한 단골환자가 있었다. 어느 날은 진맥을 하니 심장병이 분명해 보였다. 그래서 양방병원의 정밀검사를 권유하였고 그 결과 심장병이라고 판별되어 수술까지 하게 되었다. 그런데 수술 이후 심장 부위의 통증과 열성 병증(고열·전신통·흉통 등)을 앓아 내원하였다. 건강검진을 정기적으로 하였는데 그때마다 심장 자체에는 이상이 없다 하였지만 무엇인가 문제가 있어 보였다. 본원에서 심장염증과 같은 심장열증의 병이라고 진단하고 치료하였지만 2주 동안 환자는 좀 나아지는 듯하다가 심히 앓았다. 그런데 알고 보니 심장 수술이 잘못되어 그곳에 염증이 발생한 상태였고 재차 수술을 하게 되었다. 심장열증이 아닌 염증이었던 것이다. 조금만 더 늦었어도 생명이 위험했다며 재수술도 어렵게 하였으나 다행히 성공하여 생명에는 지장이 없게 되었다. 이후 그와 관련된 후유증을 본원에서 6개월 이상 치료했지만, 환자에게 심장병의 유무를 알려준 것이 오히려 생명을 잃을 수도 있는 상황이 되었다. 심장의 열증 병변은 알았지만 염증이라고는 미처 생각지 못했던 것이다. 초기 진단에 더욱 신중을 기해야 함을 다시 한 번 느낀 계기가 되었다.

30대 여성 환자가 광주 병원을 걸쳐 서울 병원에서 "심장병(부정맥)으로 인해 심장 기능이 25% 정도밖에 활동하지 못하고 있다"며 "자칫 급사(急死)할 수도 있다"는 양방진단을 가지고 내원하였다.

진찰을 하니 태음인 목양체질로 좌우 맥이 모두 미미하고 욕절(慾絶)한 상태로, 양방진단의 상태와 동일하였다. 이렇게 심한 심장병 환자는 지난 20년간 거의 보지 못해 보호자에게 "환자를 혼자 있게 하지 말고 항상 함께 있어주세요. 응급 상황 발생 시 바로 119를 불러 환자이송을 해야 합니다"라고 주의를 당부하였다. 환자는 자신의 친척도 한의사라며 신뢰를 가지고 치료에 응하였다.

이런 상태에서 양약 강심제를 상복하여 회복될 수 있도록 돕는 처방이 있는지 알 수 없지만, 한약은 체질병증별로 존재한다. 체질병증 처방으로 내장 전체의 기운을 보강하는 기본 처방에 심폐기운을 보강하는 강심 처방을 가미하였다.

치료는 장기간 소요되어 8개월이 지나자 치유 상태에 접어들기 시작했다. 환자도 이때부터 정상 근무를 하였고, 이후 환약으로 처방해 관리하고 있다. 현재 1년이 되었는데 최고의 상태에서는 좌우 맥이 모두 완실한 기운으로 완전회복과 같은 상태를 보이기도 했다. 우측은 완전 회복된 반면 좌측의 쇠약한 맥상은 1/2 정도 완화된 것으로 만족해야 했다. 위중한 상태에서 벗어나 일상생활이 가능하게 회복되었고 환자 스스로 병으로부터 자유로워지도록 그 사실을 알렸다. 또한 광주 병원에서 심장검사를 받아 볼 것을 권유하였다. 6개월 전 서울 모 병원의 결과-심장이 좋지 않으니 한약을 금하고 양약 치료하라-와 달리, 이번에는 심장 기운이 68%로 호전된 상태이며 양약을 복용하지 않아도 되는 안정 상태라는 진단을 받았다. 신뢰와 꾸준한 치료가 아니면 불가능한 과정이었다. 이렇듯 한의학의 치료로 심장의 심각한 장애도 어느 정도 치유할 수 있다.

면역력을 담당하는 혈구의 적신호, 골수염

지금은 어엿한 성인이 되었지만, 병중한 당시 환자는 초등학생이었다. 만성 골수염(骨髓炎)으로 양방치료를 꾸준히 받았으나 낫지 않아 생명이 위험한 상태로 내원하였다. 그동안 치료라는 것은 다 해 보았는데 실험적으로 실시되는 대퇴부에 항생제를 고정 자입하는 시술까지 받고 내원하였다. 진찰을 하니 얼마나 어렵고 힘든지, 소음인 망양의 말증에 이르는 위중 상태로 치료 가능성은 고사하고 생사의 갈림길에 선 상태라 회복을 자신할 수 없었다. 보호자는 다른 길이 없어서 찾아왔지만 당시에는 중증환자의 치료경험이 많지 않아 부담되었다. 그래도 다른 길이 없어서 정성을 다했다.

치료는 병증시치에 따라서 장부기운을 크게 보강하는 체질 처방을 하였고 체질침 단계방의 시술도 꾸준히 하였다. 이렇게 근 1년간 꾸준히 치료한 결과, 점차적으로 망양 말증에서 중초증으로 호전되기 시작했고, 기혈허손 상태로 나아지더니 다소 건실한 상태로 회복되었다.

1년이라는 장기 치료과정으로 실로 어려운 상태에서 극적으로 회복, 치유되었다. 지금 차트를 보더라도 결코 쉽지 않은 난치의 위중한 상태였다. 되돌아보면 본원에 대한 가족의 절대적인 신뢰 없이는 일어날 수 없었을 일이다.

이로 인해 그 가족은 10여 년이 지났지만 단골환자가 되었을 뿐만 아니라 주변의 어려운 환자를 늘 소개해주고 있다. 그 신뢰에 대한 보답은 소개 환자에 대한 질병 치료와 건강 회복에 있기에 진료에 정진하고 있다.

불치상태라도 기적은 있다, 종양 · 뇌종양

50대의 여성 뇌종양 환자가 뇌수술을 하고서 더 이상 안 되겠다며 내원했다. 가방업체 사장의 소개로 왔다고 하는데, 사장이 한약 가방 주문이 많아 치료를 잘하나 보다 하며 소개했다고 한다.

진맥을 하니 소양인에 희귀한 토음체질인데 30대쯤 종양의 진단치료를 시작해 수술 이후 재발되어 재차 수술을 하고 관리 중이었다. 그런데 줄곧 악화돼 늘 간질 발작을 일으키고 전신상태가 좋지 않아 내원하였다. 처음 내원 시에는 위중한 상태였는데 다행히 치료로 호전되었다가 다시 악화돼 4년 전에는 생명이 위독한 지경에 이르렀다. 내가 아는 한의학적 방법으로는 어찌할 수 없는 상태였고, 그렇다고 양방치료로 어떻게 생명을 구할 수 있을까 솔직히 불투명하였지만 다른 방도가 없어 종합병원의 치료를 권유하였다. 하지만 보호자는 죽어도 가지 않겠다고 하면서 "무슨 일이 생겨도 운명으로 받아들이고 원장님께는 아무런 탓도 하지 않을 테니 그냥 치료해 달라"라고 하였다. 믿어 주는 것은 실로 고마워 눈물이 났지만 심히 어려운 상태에서 내심 걱정돼 조심스럽게 치료를 계속하였다. 한쪽 맥이 거의 무맥에 근접한 위독한 상태로 2~3주를 보내다가 극적으로 조금씩 나아졌다.

뒤늦게 알게 된 사실이지만, 보호자는 종합병원에 입원하면 그동안 치료경험에 비추어 볼 때 효과가 있을지도 모르겠고, 병원의 실습 대상이 돼 여러 검사를 하고, 여러 의사들이 와서 진찰하고 살펴보는 것이 너무도 싫었다고 한다. 보호자의 입장에서 생각해 보면 희귀한 질병 상태의 경우이니 실습 대상이 된 기분에서 그럴 수도 있겠다는 생각이 든다.

환자는 그 뒤에도 회복과 악화를 반복하였는데, 작년 하반기 무렵에는 과거와 같은 위중한 상태로 악화되어 거의 인사불성으로 거동 자체도 어렵고, 인지능력도 미흡해 병원에 와서도 와 있는지조차 인지하지 못할 정도에 이르기도 했다. 그런데 보호자는 여전히 다른 양방 치료를 생각하지 않았다. 다행히 현재는 다소 나아진 상태에서 생명을 유지하고 있다. 환자는 매주 2회 이상 꾸준히 내원하는데 자기 몸도 잘 가누지 못할 상태이지만 심성은 맑고 고와 간간히 침 시술 진찰 시에 울컥 눈물이 날 때가 있다. 정말 선한 사람인데, 그를 치료하는 동안에는 내 안의 부정직과 부도덕을 참회하게 되고, '항상 바르게 살아야겠구나', '바른 치료를 하도록 정진해야겠구나' 하고 기도하게 된다.

또 다른 사례로, 우측 무릎관절, 즉 오금에 종괴(腫塊, 어떤 원인으로 인해 장기나 조직 일부에 발생한 종기)가 발생하여 내원한 환자가 있었다. 그는 40대 후반의 남성으로 직업은 군인이었는데 사이클 운동을 과다하게 해 발병한 것으로 보였다. 치료는 이병동치(異病同治), 즉 체질 침과 약 처방으로 기혈소통 위주의 치료를 시행하였다. 환자는 내심 걱정을 하는데, 보아하니 급성으로 발생하였고 종괴 상태가 양성이라 한방치료로 소실되는 데는 어려움이 없어 보여 안심시켰다.

치료한 지 일주일이 지나자 종괴가 조금씩 줄어들었다. 내심 안심을 하면서도 초조한 부분이 있었는데 그 이유는 치료가 끝난 뒤에야 늦게나마 알게 됐다. 치료 중에 대학병원의 검진을 받았는데, 소실되지 않으면 다리를 절단해야 한다고 했다는 것이다. 처음에는 내 귀를 의심하였는데 확실한 내용이었다. 환자에게 겁을 주려고 한 것은 아닐진대 어떤 소견이 그러한지 알 수 없으나, 양방치료로는 이러한 종괴를 소실시킬 수 있는 약물 처방 자체가 없기 때문이기도 하겠다는 짐작을 해본다. 정말 그런 일이 지금 이 땅에서 발생한다면 한편에서 보면 정말 억울한 일일 것이다.

말기의 불치자는 말기의 초·중을 지나 말증으로 현 의학으로는 손을 쓸 수 없는 상태를 말한다. 실제 그러한 상태라면 어떤 방법으로도 되돌릴 수 없고, 증상 개선도 어려울 뿐만 아니라 생명 연장 또한 불가능하다. 그럼에도 불구하고 말기의 불치 상태에서도 다소 호전돼 증상 및 상태가 개선되고 생명연장이 이루어진 경우가 있다. 마치 기적과 같은 일이다.

물론 이러한 경우에도 치료를 받았기에 기적처럼 변화가 가능하였지만, 환자 자신이 가지는 내면에 잠재된 생명력 · 치유회복력이 탁월하기 때문이라고 본다. 반복되는 이야기이지만, 그렇다고 하여 본 치료를 받으면 말기 불치 상태에서도 기적 같은 호전이 모두 일어나는 것은 아니다. 불치는 불치이다.

말기 불치는 생명력이 미약하고 불량한 상태인데, 생기를 보강하는 한약 치료로 그 기운을 보강, 보충하여 증상 및 상태를 개선시킨다. 다시 말해 환자 상태에 부합하는 한약 중에 생명력을 증진시키는 강력한 성분의 효과가 있는 약을 사용하여 미약한 생명력을 끌어올리는 것이다.

전조증을 주시하자, 중풍(뇌졸중)

중풍(뇌졸중) 발생이 우려되는 증상을 한의학에서는 '중풍 전조증(中風前兆症)'이라고 한다. 뇌졸중은 중증의 뇌혈관 질환으로 어느 날 갑자기 발생하는 것으로 알려져 있으나 이는 오해이며 병증의 진행과정에서 어느 단계(중증단계)에 이르러 발생하니 이를 감지하여 다스리면 병발을 막을 수 있다.

50대 초반 환자는 요각(腰脚, 엉덩이 부분에 가장 돌출된 뼈) 통증으로 허리에서 다리까지 저리고 불편하다며 침 시술을 받고자 내원하였다. 환자는 얼마 전 의사가 진단하였다는 요추간디스크탈출증(HNP, 요추 디스크가 돌출된 병증)으로 알고 있었다. 진찰을 하여 보니 좌우 뇌압 차이가 심하고 뇌의 활동을 보여주는 눈의 상태도 정상이 아니었다. '중풍 전조증'에 동반되기 쉬운 팔, 어깨의 저림 증상이나 두통 혹은 메스꺼움과 같은 증상은 전혀 없었지만 확연한 중풍 전조증이었다.

"중풍 전조증입니다. 치료하셔야 합니다."

"아니, 저는 현재 외국에서 의료사업을 하고 있어요. 제 밑에 근무하는 의사 · 한의사가 여럿입니다. 단순 디스크에 의한 허리 통증인데 중풍이라니. 무슨 소립니까!"

그렇게 조언을 이렇게 무시하였는데 바로 그해 가을 외국에서 중풍이 발생해 급히 귀국, 치료차 내원하였다. 한풀 꺾이긴 했지만 환자가 여전히 평정심을 찾지 못하고 있어 재발이 우려되었다.

전남 영암에 있는 단골환자의 소개로 내원한 40대 여성 환자는 팔이 저리고 아프다고 하였다. 진찰하여 보니 좌우 뇌압 차이가 크고 부활한 기운이 현긴하여 중풍 발생 이전의 전조증으로 사료되어 중풍 발생을 경고하고 치료를 당부하였지만 그만 치료를 중지하고 말았다. 이후 몇 개월이 되지 않아 중풍이 발생해 대학병원에서 1차 응급 치료를 받고 내원하였다. 살펴보니 다행히 아직 젊고 건강해 병증이 가볍게 발생한 상태라 손발 쓰는 것과 말하는 것 등 제반 상태가 정상인으로 회복 중이었다. 그런데 환자의 상태는 아직 안정되지 않았고 좌우 뇌압 차이가 크고 불안정하여 재발의 가능성이 높았다. 환자에게 재발을 재차 경고하고 이번에 재발되면, 전체 건강 상태를 보아 위험해지지는 않겠지만, 손발을 쓰는 것, 말하는 것 등이 불편해지니 지금 안정가료(安靜加療, 심신을 편안하게 하여 치료함)가 필요하다고 하였다. 그러나 환자는 상황이 어려워서 그런지 본원의 치료를 받지 못했고 그 뒤 2~3개월 만에 다시 재발해 손발을 쓰기가 다소 불편한 상태로 내원하였다. 어찌할 수 없는 것은 환자라기보다 환자의 주변 환경과 상황인 것 같다.

한의원을 운영하다가 2007년에 병원을 열고 얼마 되지 않아 한 부인이 내원하였다. 팔다리가 다소 저리고 불편한데 오래되어서 단순한 통증, 저림으로 알고 있었다. 그런데 맥상 활현(滑弦)함이 심하고 좌우 맥압 차이가 커 중풍 발생이 우려되었다. 당장이라도 발생할 수 있는 상황이라 환자에게 경고하고 안정가료할 것을 당부하였다. 하지만 환자는 조언을 무시하다가 곧 중풍이 발생해 119구급차에 실려 대학병원의 치료를 받고 재차 내원하였다. 환자는 자신의 증상을 보고 어떻게 중풍을 진단했는지 알 수 없다고 하였다. 자신은 과거부터 앓아 온 팔다리 통증이라고만 생각했는데 중풍의 전조증이라니 환자는 도저히 믿을 수 없던 것이다.

이와 같이 중풍 전조증(암도 마찬가지이지만)의 환자는 진단을 받고 적절한 치료를 받지 않아 이후 중풍이 발생되어야만, 뒤늦게 중풍 전조증이었음을 알게 된다. 다시 말해 치료받아 극복, 예방되면 본래 어떤 상태였는지 환자도 모르고 지나간다. 암증의 상태도 마찬가지이다. 현실에서는 치료받지 않는 사람에 의해서 뒤늦게 발현돼 '진단의 명의'가 만들어진다.

어떤 경우는 중풍이 발생되었는데도 환자와 가족 모두 모르고 지내는 경우가 간혹 있다. 한 환자는 타 병원 입원 치료 중에 잘 낫지 않는 어깨 통증으로 내원하였는데 이는 어깨 통증이 아닌, 중풍으로 인한 마비 상태였다. 또 다른 환자는 고혈압증 환자로 정기적인 진찰을 받으며 혈압 강하약을 투여받고 있었는데, 두풍 · 현기증 이외에 여러 복합적인 증상을 가지고 내원해 살펴보니 이미 중풍을 앓고 있었다. 노인들 가운데는 뇌기능의 퇴화 상태를 보아 MRI 뇌 촬영으로 과거 오래전 가볍게 뇌졸중(중풍)을 앓고 지나간 흔적을 찾아볼 수 있다. 이렇게 중풍이 발생했는데 의사, 환자 및 보호자가 모르고 지내는 것은 중풍의 상태 때문이기도 하다.

밖으로 급격한 증세를 잘 드러내지 않는 중풍의 발생은 뇌신경의 쇠약을 가져와 그 이전보다 의식이 명료하지 못하고 사고능력도 떨어지며 행동거지가 조금 불분명한 증후를 갖는 경향이 있는데, 이를 판별하지 못하여 중풍인지를 모르고 지내는 것이다.

흔히 고혈압은 중풍의 직접적인 그리고 또 주요한 원인으로 알려져 있다. 병원 의사와 의서에서 그리고 매스컴에서 그러하니 그렇다고 믿는 것이다. 그러나 과연 실제 그러할까? 물론 고혈압인 사람이 일반 환자보다 혈압으로 인한 중풍 발생 확률이 매우 높다. 그렇다고 하여 고혈압 그 자체가 중풍으로 이어진다는 것은 아니다. 예를 들어, 나의 외가 쪽은 모든 분이 본태성(특별한 이유 없이, 체질적으로 병이 발생하는 경우) 고혈압증으로 인해 심장병까지 앓고 있다. 유전적인 요소로 그러하니 1차성이다. 어머니의 경우 당년 86세인데 심장병·고혈압·천식을 앓은 지 30년이 지나고 있다. 그럼에도 불구하고 외가 쪽은 중풍에 걸린 분이 단 한 분도 없다. 모두 본태성 고혈압으로 180~220mmHg을 오르내리는 정도다. 물론 상황을 모르는 사람들은 혈압약을 잘 복용하여 정상적인 상태를 유지하는 것이라고 말할 수도 있다. 그러나 이렇게 고혈압증을 위한 양약을 복용하여도 중풍이 발생하는 사람이 있는가 하면, 평소 혈압이 전혀 없었는데 돌발적으로 고혈압을 동반하면서 중풍이 발생되는 경우도 많다. 혈압과 중풍이 전혀 관련 없는 것은 아니지만, '고혈압=중풍'은 아니며 고혈압에 혈압약을 복용하는 것만으로 중풍을 막을 수는 없다는 것이다.

그렇다면 중풍은 어떤 때 발병할까?

첫째, 젊은 사람들의 중풍은 선천성이다. 젊을 때는 유전적인 원인으로 뇌혈관의 기형이 있거나 뇌혈관이 얇아서 불안정을 가지고 있을 경우 일정한 한계치에 이르면 견디지 못해 발병한다.

둘째, 50대 이후의 중풍은 전신 건강불량이 원인이다. 50대 이후 성인의 중풍은 전신의 건강이 불량한 상태에서 뇌혈관이 뇌압의 차이를 견디지 못하거나, 혈관 내 담음·어혈이 일정 이상 형성(이 또한 전신 건강불량의 상태에 따라)되었을 때, 뇌혈전이 형성되었을 때 발생한다. 건강불량 상태에서 좌우 뇌압 차이가 커지면 뇌혈관 및 신경계가 견딜 수 없을 정도로 불편한 상태가 되고, 그때 중풍이 일어나는 것이다. 따라서 평소 건강 유지가 중풍 예방에도 동일하게 적용된다.

중풍의 또 다른 원인 중 하나는 뇌혈관계의 노화이다. 따라서 나이가 들수록 발병률이 높아질 수밖에 없는 것이다.

그런데 근래 들어 폭증하는 어지럼증 환자 중에서도 뇌압 차이로 인해 발생하는 경우가 있다.

대전 계룡대에서 내원하였던 한 환자의 경우, 현기증이 심한데 여기저기 치료해도 별다른 차도가 없다고 하였다. 현기증이 정말 심할 때는 일상생활을 하지 못할 정도로 누워만 있어야 했기에 집중치료차 입원 치료를 진행하였다. 살펴보니 그 원인이 사려과다에 집중력이 너무 강해 좌우 뇌압의 편차를 유발했고, 이로 인해서 어지러움이 심한 것이었다. 즉, 생각이 너무 많고 집중하다 보니 우측 뇌압은 높고 좌측은 낮아져서 뇌압의 불균형에 의한 현기증이었던 것이다. 이러한 진단 소견을 말하니 환자가 양방병원에서 한 뇌촬영검사(CT, MRI)에서도 좌우 뇌압 차이가 있다는 진단을 받았지만 그게 현기증의 원인이라는 이야기는 듣지 못했다고 했다.

한의학에서는 좌우 뇌압 차이를 좌우측 맥상의 비교로 알 수 있다. 한쪽은 대체로 활현하거나 실홍(實洪)하여 실(實)한 기운이 강한데 그에 비해서 다른 한쪽은 약함이 분명하여 차이가 크다는 것이다. 이럴 때 좌우 뇌압 차이를 볼 수 있고 전체 상태를 감별하여 단순한 어지러움인지 아니면 중풍 전조증과 연관된 상태인지를 분별한다. 오늘날 PC나 스마트폰 사용 등에 정신을 집중하다 보니 좌우 뇌압 차이로 인한 현기증이 젊은이들에게 다발하고 있다.

몇 달 전 중풍이 발생해 양방병원에서 1차 치료를 하고 내원한 52세 남성 환자가 있었다. 후유증으로 현훈(眩暈, 뇌출혈로 인한 현기증), 두통, 수족탄탄(手足癱瘓, 반신불수) 증상을 보여 입원 치료를 실시하였다.

태음인 목양체질에 간기울체가 심화된 상태로 약물 처방은 청폐사간탕과 죽여(竹茹, 청대의 얇은 속껍질) 등 60첩을 투여하였다. 그로 인해 현훈 · 편두통이 치유되었고, 항강 · 흉비 · 소화불량 등이 개선되었으며, 중풍 재발 가능성이 낮아졌다.

갑자기 뇌경색이 발생하여 근처 양방병원에서 2개월 치료를 받은 60대 남성이 내원하였다. 현재 후유 증상으로는 언어장애로 말이 제대로 나오지 못하여 발음도 정확하지 않았고, 팔다리의 마비감이 남아서 숟가락은 어느 정도 사용할 수 있으나 젓가락질은 할 수 없었다. 팔도 그렇지만 다리는 보행의 장애로 조금 끌 정도로 부자연스럽게 걸었다.

체질은 소양인으로 건실하였고, 의지가 강건하여 평소 별다르게 아프지 않았으며 건강했다고 하나 진찰상 음식을 가리지 않고 잘 먹는 편이며 음주를 즐겨 음허(陰虛, 음분 부족)의 상태에서 담음이 정체되어 왔고, 성격은 외향적이고 화를 잘 내며 급한 편인데 얼마 전에는 크게 마찰·갈등이 있어 심화로 인해 뇌압 상승이 촉매돼 발생한 것으로 추정되었다.

치료는 1개월간 입원하여 이루어졌는데 체질침 가미와 사상 처방을 하였다. 심화를 다스리고 신음허(腎陰虛, 신장에 저장된 음액이 허하여 나타나는 증상)를 보충하고 담음을 제거하는 처방이었다.

시작 2주가 지나자 구음장애와 팔다리 마비감이 개선되어 발음이 정확하고 젓가락질로 음식을 놓치지 않게 되었으며 다리에 힘이 생겨 걷기가 훨씬 자유로워졌다. 1개월이 지나 퇴원할 때는 다리에 다소 힘이 덜 가는 느낌이 있는 것 외에는 증상이 거의 개선되어 환자와 보호자 모두 치료 성과에 대단히 만족해하였다.

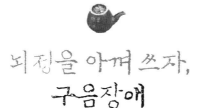

뇌정을 아껴 쓰자, 구음장애

10년 전쯤 아이 때문에 내원했다가 남편의 신장암 상태를 본원에서 먼저 진단하여 치유된 인연을 가진 부인이 오랜만에 아이와 함께 내원하였다.

"말을 할 때 혀가 뜻대로 움직여지지 않나 봐요."

양방에서 검사상 특별한 원인을 찾을 수 없는 것은 뇌 및 신경계의 기질적(器質的) 손상이 이루어지지 않은 경우, 기질만 보는 양방검사상 파악할 수 없기 때문이다. 그럼 이럴 경우 병의 원인은 무엇일까?

환자를 진찰하니 좌우 맥이 유약함을 지나 쇠약해진 상태이다. 이는 사려과다로 인한 뇌정(腦精, 뇌-척수 호르몬)의 부족, 정허(精虛) 증세이다. 다시 말해 정신활동을 과도하게 사용함으로써 뇌정을 많이 소모

하여, 뇌의 피로로 인해 뇌-신경계의 흐름이 불순해 발생된 증후인 것이다. 이는 기억력 및 정력 감퇴를 동반한다. 그러므로 정신활동을 최대한 줄이고, 보정(補精)의 식생활-설탕과 기름진 음식을 절대 삼가고, 나물·채소·해조류 섭취-을 하고 체질 상태에 맞게 처방을 받아야 한다. 그렇게 허손된 정기(精氣)가 보강되어, 즉 뇌-척추 신경호르몬의 정혈(精血, 인체의 생명활동을 유지시켜 주는 정과 혈의 통칭)이 채워져 정상적인 인지 및 언어 능력을 유지할 수 있다.

그런 상태를 장기간 방치하면 정혈의 소모가 지속되어 골다공증과 폐경이 빨리 오며, 뇌-척추 간의 노화 속도도 빨라진다. 이는 자칫 치매로 이어질 수 있으니 제때 치료를 받는 것이 좋다.

얼굴은 마음의 창, 구안와사

40대 환자 한 분이 구안와사(안면마비)로 6개월이 지났지만 차도가 없어 내원하였다. 처음 발생했을 때 모 한방대학병원에서 입원 치료 중 재발되어 모 양방대학병원으로 옮겨 재입원하였는데 세 번째로 또 발생, 악화돼 서울 모 병원에서 입원 치료를 받은 후 내원하였다. 환자를 진찰해 보니 스트레스성이 강하게 유지되어 변화될 기미가 보이지 않았다. 어떤 치료가 잘못되어 그러한 것이 아니라 울체된 기운이 강하여 재발을 연속하고 있고, 자연회복을 방해하는 것이었다.

본원의 치료과정에서도 환자의 성향은 바뀌지 않았다. 체질침과 처방으로 가능한 한 매일 내원하도록 하였으나 환자의 기운이 심각하게 울체되어 회복 속도는 더디기만 했다. 환자가 그래도 신뢰를 하여 치료를 지속한 끝에 4개월이 지나자 완전 회복될 수 있었다. 만약 초기 1~2개월간 본원의 치료 성과가 미흡하여 치료받지 않았다면 회복될 수 없었을 것이다.

12세 된 아이가 4~5년 전에 발생된 구안와사를 가지고 내원하였다. 처음에는 식당을 운영하는 부모가 삶이 너무 바빠 아이가 어떤 상태인지도 모르고 있다가 주위 사람들이 아이 얼굴이 이상하다고, 좀 틀어진 것 같다고 여러 번 이야기하여 수년이 지나 내원한 것이다. 아이에게 물어 보니 자신도 몇 년이 되었다고 한다. 태음인 체질침과 처방으로 1차 2개월간 치료해 보기로 하였다. 치료 후 환자는 70% 정도 호전되었으나 근치되지는 못했다. 하지만 다시 보호자와 상담하여 치료를 지속해 보기로 하였다. 아직 나이가 어리고 다른 방법이 없었기 때문이다. 그렇게 다시 2개월간 치료하자 이목구비가 바로 되돌아왔다. 보통은 발생한 지 6개월 이상 지나면 회복이 영구적으로 불가능한데, 소아라서 회복력이 뛰어나 수년이 지났지만 회복될 수 있었던 것이다.

입과 눈이 마르는 쇼그렌증후군

50대 부인이 입이 마르고, 눈이 건조하며, 가끔 손발이 뻣뻣해지는 느낌을 받아 처음에는 갱년기라서 그런가 하고 넘어가려다 혹시나 하는 마음에 병원을 찾았다. 그러나 병원에서 생각지도 못하게 난치병인 쇼그렌증후군으로 진단받고 본원에 내원하였다. 환자는 2~3년 동안 아픈 것이 하도 낫지 않아서 정밀검사를 하였는데 이와 같이 진단을 받아 약을 복용하고는 있지만 그렇다고 증상이 좋아지는 것도 아니라 평생 약을 복용하면서 난치병 속에서 살아야 하는 거냐며 하소연한다.

진찰을 해 보니 소양인 체질로 과도한 심기울체와 심화에서 발생된 증후였다. 환자가 말하기 이전에는 희귀병의 병명도 몰랐지만, 진찰상 몸의 상태와 병증을 분명하게 감지하였기에 치료에서는 병명을 몰라도 할 수 있었다.

치료를 시작한 지 1주일도 채 되지 않아 통증이 격감하자 신기해한다. 2~3개월 치료하면서 병증이 거의 사라졌는데, 환자는 병명과 병인에 대해 벗어날 생각을 하지 못하고 있다. 병인에 대한 자각은 하였지만, 어쩔 수 없다는 자포자기식 상태인 것이다. 그러면서도 완전히는 받아들이지 못해 심화가 상충하면서 스트레스성 물질이 뇌에서 분비돼 통증을 유발하니 어쩔 수 없는 일이다.

그러나 치료 자체만 놓고 본다면 쇼그렌증후군 자체의 병인과 병세, 상태를 파악하였기에 그 어느 치료보다 효과적이었다. 양약의 복용으로부터 자유로울 수 있고 꾸준히 한다면 근치도 가능해 보인다.

여러 가지 증상 치료
(고열 · 현기증 · 흉비통 · 불규칙혈압)

고열

44세 여성 환자가 관절 수술 이후 내원하여 치료 중인데 수술 부위 통증과 함께 4~5일간 고열이 지속되었다. 처음 2일간은 열이 39℃ 정도를 오르내려서 야간에 통증으로 끙끙댔다. 필자는 환자 상황을 알기에 이러한 원인과 정황이 올 수밖에 없고 시간이 지나면 안정되리라 믿고 기다렸다. 환자는 감기나 급성 염증으로 인한 고열 상태가 아니었다. 만약 그렇다면 해열제를 처방했겠지만 그런 문제가 아니었다. 환자의 체질은 인내하는 태음인 체질로 강건한 체형을 유지하며 지금까지의 상황을 참고 살아왔으나 지난 20년간 결혼생활 속에서 남편에 대한 큰 상실감과 미래의 불확실성으로 인해 내적 갈등과 울화가 주체될 수 없이 분노화한 상황이었다.

지금까지 남편으로부터 선물이라고는 받아본 적이 없고, 자신의 생일마다 남편은 늘 외박을 했다. 남편은 항상 가정에 불성실하였으며, 생활비 한 번 주지 않아, 자신이 돈을 벌어 자녀교육과 생활을 해 왔다.

그런 와중에 입원한 병실에서 함께 있던 환자 한 분도 남편과 불편한 관계에서 흉격적열의 울화로 인한 두통 증세가 심했다. 그러나 이 환자의 경우 남편이 수백만 원짜리 금목걸이와 팔찌를 선물해 주어 차고 있는 등 조금 경우가 달랐다. 그를 보니 간심의 울화가 더 심해져 환자의 고열이 4일간 유지되었던 것이다. 4일이 지나면서 다소 안정되었고 5일째 이후에는 열이 거의 소실된 상태를 유지하였다.

현기증

42세 여성 환자가 지난 밤 갑자기 어지럼증으로 쓰러져 119구급차로 종합병원 응급실에 다녀왔으나 다음 날도 어지러움이 심해 직장에도 가지 못하고 내원하였다. 이 환자는 과거 중학교 때 기절한 적이 있었고, 몇 년 전에는 헬스장에서 기절해 의식불명으로 응급실에 간 적이 있었다고 했다.

진맥과 상담을 통해서 보니 환자는 태음인 목양체질로 최근 수개월간 직장생활에서 과도한 뇌 활동을 지속하다가 발병한 것으로 보였다. 진맥상 활현(滑弦)한 기운이 완연하고 경락기능검사상 뇌 활동이 과도하게 높은 상태라 두통 및 두풍 혹은 기절 절도를 유발할 수 있었다. 체질적 특징상 집중과 집착이 강하여 울분을 잘 참고 견디는 과정에서 심신을 아끼지 않고 사용하여 이와 같은 일이 발생한 것이다.

뇌 활동의 휴식과 심신의 안정을 위해 안정가료차 입원 치료를 권하였다. 입원 중에도 '집중과 집착이 강하고, 울분을 참고 견디는 과정에서의 심기 불편'이 지나쳐 두통이 지속되었다. 상담하였지만 의사와 상의도 없이 야간에 119구급차를 불러 근처 종합병원에서 재차 CT · 초음파 · 심전도 검사를 한 이후, 다시 대학병원 응급실을 찾아 진료하였으나 별다른 이상은 발견되지 않았다. 환자는 스스로 감당하지 못할 상황을 맞이하자 불편을 호소하고, 차라리 어떤 병명이라도 나오길 기대하기까지 하는 듯했다.

이 환자가 퇴원한 며칠 뒤 다른 환자가 비슷하게 내원하였다. 두통 및 심신이 불량하여 입원 치료한 환자는 자신의 가족력(모친의 중풍과 자매의 뇌혈관 기형으로 인한 뇌졸중)을 들며 두통이 지속되니 혹시 자신도 그런 것 아닌지 궁금해하고, 뇌 MRI 촬영을 원했다. 환자 눈의 촉기 상태로 본 망진, 경락기능검사, 맥진, 촉진 등을 보아 뇌 자체에는 아무런 기질적 이상이 없는 상태임에도 불구하고, 환자의 요구가 강력해 어쩔 수 없이 의뢰하였다. 결과는 물론 아무 이상 없었다. 이런 유사한 경우가 의료현장에서 많이 발생해 우리나라뿐만 아니라 세계적으로도 의료검사가 과용, 남용되고 있고, 이에 대한 의료비 지출 낭비도 심각한 수준이다.

현기증으로 인한 기절은 여러 상황에서 발생할 수 있지만 타박과 다른 외상, 간질이나 뇌종양, 악성 빈혈, 일과성 뇌일혈증과 같은 기질적 증후가 아닌 일회적인 경우에는 과도한 두뇌 활동에 의한 일시적인 뇌활동의 정지[실증(實症)] 혹은 뇌 활동 과다의 후유증으로 인한 뇌기능 감퇴, 뇌력 부족[허증(虛症)]에 의해 뇌기저부 신경 흐름의 장애로 발생한 것으로 추정된다.

흉비통, 불규칙 혈압

60대 단골 환자가 머리가 멍하고, 불안감과 가슴 답답함을 느껴 대학병원에서 검사를 하니 뇌 촬영상 작은 혈관 하나가 막혔다고 하여 양약을 복용했다. 그로 인해 머리의 멍한 느낌은 사라졌으나 심장 부분에 증상이 여전해 내원하였다. 최근 혈압도 아침마다 160~120mmHg까지 오르내리기를 반복하여 이러다가 혈압약을 상복해야 하는 건 아닌지, 심장병은 아닌지 걱정된다고 했다.

단골환자로 환자의 상황을 아는지라 진맥하면서 안심을 시켰다. 환자는 3~4개월 전 3개월간을 가족의 건강 문제로 노심초사하며 보냈다. 그런 과정에서 심장 기운을 많이 쓰다 보니 심장 에너지가 부족해[심양허(心陽虛)] 심장 자체에서 조절하는 능력이 다소 쇠약하고 불안해진 것이다. 맥상이 이를 보여주는데 다소 약해지고 불안해져 심박동 및 출력에서 불안정함이 불안감 및 흉비증을 유발하고 혈압까지 영향을 주게 되었다. 뇌혈관의 작은 부분이 막힌 것도 나이와 연관이 있으나 최근 신경을 과도하게 쓰는 상황에서 비롯된 것으로 보인다. 진맥상 보니 협심증이나 부정맥상으로 진행되고 있었지만 기질적 병변 상태가 아니라 한방치료를 한다면 모두 정상화될 것으로 보였다. 다시 말해 생활상 안정을 취하고 과로하지 않으며 마음을 쓰지 않도록 주의 절제하면서, 보심의 처방치료를 한다면 2개월 정도 뒤 안정화될 것이었다. 물론 혈압도 정상화되어 그 이전 상태로 되돌아갈 것으로 보였고, 실제 그리되었다.

바늘도둑일 때 고치자, 미병 치료

미병(未病)이란 병들기 전의 불건강한 상태를 말한다. 병이란, 특히 내과적인 질환은 어느 날 하루아침에 걸리는 것이 아니라 수개월, 수년에 걸쳐서 서서히 병으로 진행된다. 다시 말해 건강 상태와 병든 상태에는 중간 과정이 존재하는데 이를 반건강한 상태, 미병의 상태라고 한다. 중풍(뇌졸중), 후천적 심장병, 암 등과 같은 중증질환은 보통 수년에 걸쳐 진행되어 발병하는데 그 중간 과정은 현대병으로 볼 수 없어 미병이라 할 수 있다. 발병하기 이전 단계에서는 완전치유가 가능하지만, 발병하면 그 치료성과는 극히 미흡하고 후유증 또한 크다. 이러한 중병은 특성상 미래에도 난치병으로 존재할 것으로 보인다. 그러므로 진짜 병들기 전인 반건강한, 불건강한 상태를 알고 다스리는 것이 필요하다. 이것이야말로 질병을 조기에 진단하고 예방하는 길이기 때문이다.

문제는 미병 상태의 환자는 양방 의료기기로는 진단되지 못한다는 것이다. 또한 환자 자신도 자신이 반건강 상태라는 것을 느끼지 못하는 경우가 많다. 이는 단순히 미병이 들지 않거나 가벼워서가 아니라, 미병이 갖는 특징상 환자의 자각 정도가 미흡해 느낌이 없을 수도 있고, 첨단의료기기가 발달 중에 있지만 미병은 전혀 진단하지 못하기 때문이다.

미병은 의학적으로 아직 정확한 진단과 치료체계가 서 있지 못하며 중요하게 생각지 않는 편이다. 그러나 오늘날 우리나라는 다른 선진 국가와 마찬가지로 성인병 폭증으로 몸살을 앓고 있다. 고혈압과 당뇨 등 대중 질환과, 암 · 중풍(뇌졸중) · 심장병과 같은 중증 질환의 발병이 급증하고 있고, 이에 대한 개인적 · 사회적인 피해가 크다. 이러한 질병에 대해 막대한 치료관리비가 소요되고 있고, 이는 매년 국가적 재정부담으로 고스란히 돌아오고 있다. 환자 개인만 보아도 장기간에 걸쳐, 어떤 경우 평생에 걸쳐 건강성을 떨어뜨리고 일생 오직 치료에만 매달리는 경우도 흔하다.

미병을 제대로 파악하고 다스리기만 한다면 이런 문제를 근본적으로 해결할 수 있다. 뿐만 아니라 발병 이후 소요되는 제반비용의 1/100도 되지 않은 비용으로도 예방 가능해 개인 건강뿐 아니라 가정 및 사회적인 제반 부담을 해소할 수 있다.

"저, 무슨 병이라도 든 거 아닌가요?"

"아니요. 아직 병은 안 되었고, 이제 병들어 가는 과정이십니다."

또는

"지금 병들었는데요, 아직은 양방 의료기기상 나타나지는 않을 것입니다. 다시 말해 기능적으로 문제는 있지만 기질적으로는 병들지 않아, 의료기기로는 진단될 수 없는 상태입니다."

환자를 진단하다 보면 간혹 이런 대화가 오가곤 한다. 물론 환자가 병이 중한 경우도 있는데 그때는 양방진단의 가능성을 언급한다. 그리고 대개는 병이 들려면 손상이 필요한데 손상받은 정도를 보아 병들어 가는 과정을 파악하고 그 상황에 맞게 설명하고 이해시킨다.

어깨가 아파 내원한 30대 초반 환자에게 말했다.

"어깨보다 허리가 문제네요. 얼마 지나면 허리가 아파 내원하시게 될테니 허리 자세 교정과 강화운동을 해보세요."

진맥상 하초(下焦, 배꼽 아래 부위)의 맥상이 울체되어 있어 허리 쪽에 기혈응체(기가 몰리고 혈이 잘 통하지 않음)로 있었다. 따라서 지금은 허리 통증이 없다고 해도 언제든 발현될 수 있는 상태였다. 물론 이는 허리의 척추상태(후만과 허리 척골의 소실)를 보아도 대체로 알 수 있다.

또한 자주 경험하는 일 중 하나가 감기 초입의 미병이다. 얼마 전 40대 환자를 진맥하니, 환자는 증상이 없다고 하나 초입의 상한(傷寒) 맥상이 나타난다. 이때 하루, 이틀만 다스리면 감기로 진행되지 않고 해결되는데, 그렇지 못하면 감기로 발병해 일주일 이상은 고생해야 해결된다. 환자가 스스로 이길 수 있을 것이라고 하여 처방하지 않았더니, 3일이 지나 뒤늦게 발병해 감기 치료를 하였다.

환자 가운데는 머리가 아프거나 속이 불편하거나 혹은 가슴의 답답함이나 통증으로 양방검사를 원하는 경우가 적지 않다. 혈액검사나 X-ray의 방사선과 검진을 지나서 CT, MRI, 혹은 내시경과 같은 정밀검진을 받고자 한다. 진맥을 하여 보면 대부분 의료기기상 아무것도 나타나지 않을 미병 상태이다. 즉, 양방진단상 병들지 아니하였으니 검사상 아무 것도 나올 것이 없다. 그러나 많은 경우, 분명한 상태진단이 되는데도 불구하고, 무의미한 정밀검사를 남용하여 막대한 국가 보건 예산을 탕진하고 있다. 그리고 정작 중요한 미병의 치료를 소홀히 한다.

병은 하루아침에 들지 않고 병들어 가는 과정-훼손 정도의 진행-에서 발생하기에 필자는 각종 암과 중풍, 성인병의 전조, 미병의 상태를 조기진단하여 그 상황을 설명하고 있다. 하지만 대부분의 환자들이 이때는 치료를 기피한다.

한방 부인과

불임 | 난소낭종·난소물혹

부부 사이 가장 큰 걱정거리, 불임

기(氣) 측정과 맥진을 익히면서 사람의 몸 상태를 진단하게 되자 자연스럽게 임신 가능성도 알게 되었다. 대체로 부부 모두가 건강하면 몇 개월 내 100% 자연임신이 가능하지만, 부부의 건강 상태에 따라 임신 가능 여부와 태아의 건강 상태를 결정지을 수 있음을 보게 되었다.

완전 가능(부부 모두 건실하여 1~2회 관계에서도 임신 가능)

|

가능(대체로 부부가 양호하여 임신이 가능한 상태)

|

허약아 임신 가능

|

유산 가능 또는 저체중아 임신 가능

|

조산이나 난산 및 미숙아 출산 가능

|

난임 상태, 임신중독으로 산모 위험 또는 기형아 출산 가능

부부가 내원하여 임신 상담을 하게 되었는데 부인의 건강 상태는 진액 부족이 심하여(자궁허손) 자연임신이 불가능했고, 양방 불임시술을 받고 있었다. 3년간 그렇게 불임 전문 산부인과 치료를 받은 후 내원하였다. 그동안의 시술은 번번이 실패였다. 그러나 이후 재차 내원하여 2개월 동안 치료받은 후 자연히 임신이 되었다.

또한 20대 후반으로 2년째 임신이 잘 되지 않아 내원한 환자도 있었다. 진찰해 보니 임신은 가능하나 현 상태로 임신할 경우 허약아 출생이 우려되니 필히 2개월간 치료를 받고 건강을 증진한 다음 임신하길 당부했다. 그런데 1개월 만에 임신을 하게 되었다. 자연임신이 될지 모르고 피임을 하지 않았다고 한다. 이후 예측대로 2kg의 저체중 허약아가 태어났다. 그러나 이를 계기로 한방진단의 유용성을 경험하여 불임으로 고민 중인 언니 내외를 소개하였다.

그 부부를 살펴보니 과거 공부로 힘들었던 시기를 지나 모두 건강이

양호한 상태라 조금만 더 기다려 보라고 하였는데 보약 한 재씩을 원하여 처방해 주고 나서 바로 임신이 되었다.

또한 30대 초반의 한 부부는 결혼한 지 1년밖에 되지 않았지만 임신 걱정으로 산부인과 진찰을 받았다. 검사 결과 한쪽은 난관이 막혀 있고 한쪽은 유착되어 있다고 해 시술을 받고 내원하였다. 살펴보니 우측 자궁-난소부위의 맥은 너무 미약하여 임신 자체가 어려워 보였다. 난소 및 난관이 심하게 위축되었고, 기능 퇴화를 보이는 상태였던 것이다. 그리고 좌측 자궁-난소의 맥은 다소 미약하여 쉽게 회복 가능한 상태로 보였다. 우측의 심함은 유전이니 임신 자체가 다소 어려운 불임의 상태에 근접했다. 치료는 2개월간 해 보고 그 회복 정도에 따라 임신이 될 수 있을지, 영구 불임일지 알 수 있을 것이다.

임신이란 건강한 사람에게는 어려운 일이 아니지만, 임신이 되지 않은 사람에게는 큰 고역이 아닐 수 없다. 더욱이 산부인과의 진단을 받아도 원인 유무를 떠나 임신이 수년간 되지 않을 때 그 고통은 말하기 어려울 정도로 크다. 그래서 4~5년 노력하다가 포기하는 경우도 적지 않다.

한의학에서는 임신 여부와 임신 중 상태 그리고 태아, 출생아의 상태 등을 결정하는 것은 부부의 건강 상태와 연관이 깊다고 본다. 즉, 부부가 건강하면 언제든 임신이 가능하지만, 그 건강 정도가 떨어지면 떨어진 만큼 임신될 확률이 낮아지는 것이다. 건강에 심각한 문제가 있으면 임신도 어려울 뿐만 아니라 어렵게 임신을 해도 사산되거나 임신중독으로 임신부가 위험해질 수 있고 심각하면 아이에게 장애가 생길 수도 있다.

그러나 대부분 보통의 건강 상태이면 임신은 가능하다. 예를 들어 아프리카, 남미의 불건강한 상황하에서도 출산율은 평균 5명을 넘는다고 한다. 최악의 조건에서도 생명을 잉태하려고 하니 자연은 생명을 우선하는 듯하다.

최근 난임의 의료사업 보고서를 보니 양방 난임 치료율이 15%도 채 되지 않는 것으로 나타났다. 어떻게 그럴 수 있을까?

본원에서는 임신이 원활하게 되지 못한 겨우 몇 사례에 대해서도 마음을 졸였는데, 15%의 치료율로도 불임병원들이 크게 유지되는 것을 보면 현대 대중의 의식수준을 의심해 보게 된다.

인터넷에 '기혼여성 3명 중 1명 1년 이내 임신이 안 되어'라는 기사가 나왔다. 시대의 환경적인 문제를 지적한 것인데 불건강한 현대 생활의 여파로 보인다. 초 · 중 · 고교 시절 학습 위주의 생활과 미국식 고칼로리 식생활의 문제, 인터넷 · 스마트폰 생활 등 불건강한 생활습관으로, 불건강한 몸 상태를 유도하여 불임을 유발하는 것을 진찰상 확인할 수 있다.

불임은 정확한 진단하에 적절한 치료가 이루어질 때, 그 치료성과가 보다 분명해진다. 불임으로 내원한 법조인을 진찰하면서 '내가 진단하는 대로 2개월 이내 임신이 되지 않으면 고소하라'라고까지 말한 적이 있다. 불임으로 이곳저곳 돌아다니며 고생하는 것을 보면 얼마나 답답하면 그리하나 싶어 안타까운 마음이 든다. 적지 않은 환자들이 불투명한 진단과 불분명한 치료를 받으며 가슴 졸이고 고생한다. 낮은 치료율 가운데 고통받는 불임부부를 보며 현대 의료는 스스로 반성해야 한다. 또한 불임 치료에 있어 성공률이 높은 한의학의 연구에 국가적 의료정책 지원이 절실하다고 본다.

임신의 가능, 불가능도 다 같은 게 아니다

임신의 가능, 불가능도 다 같은 게 아니다

임신 가능성을 가능과 불가능 이렇게 크게 둘로 나눌 수도 있겠지만, 가능성·불가능성 안에도 여러 상태가 존재한다.

① 임신이 가능한 경우
- 완전 가능(부부 모두 건실하여 1~2회 관계에서도 임신 가능)
- 가능(대체로 부부가 양호하여 임신이 가능한 상태)
- 허약아 임신 가능
- 유산 가능 또는 저체중아 임신 가능
- 조산이나 난산 및 미숙아 출산 가능
- 난임 상태, 임신중독으로 산모 위험 또는 기형아 출산 가능

② 임신이 불가능한 경우
- 난임 상태, 저체중아 임신 및 유산 가능성
- 임신 시 기형아 출산 가능
- 치료해도 임신이 어려운 상태
- 절대 불가능
  절대 불가능은 도저히 수정, 착상될 수 없는 몸의 상태를 의미한다. 피임과 무관하게 무정자증이나 폐경이 된 경우에 맥은 병중하거나 훼손이 심한 상태를 보여준다. 화완맥과는 거리가 멀다는 것이다.

한의학, 치료로 답하다

여성에게 흔한 질병,
난소낭종 · 난소물혹

30대 초반 미혼 여성 환자가 보신차 내원하였다. 소음인 수음체질 맥상으로 좌우 하복부의 난소 쪽이 불량했다. 장이 다소 약한 것은 알고 있으나 병증을 모르고 있었다. 하복부가 간간히 불편함이 있고 생리불순이 조금 있어 상태를 보니 분명히 난소가 좋지 않았고 그다음이 대장이었다. 병증이 분명해 난소 부위의 정기적인 산부인과 검사를 권유했다. 그런데 다음 날 환자가 걱정이 되었는지 어머니를 모시고 왔다. 어머니가 걱정스럽게 물어서 "오장육부 중 난소가 가장 좋지 않고, 현재 산부인과 검사를 할 경우 난소에 혹이 있을 수도 있고, 없을 수도 있으나 6개월 단위로 검사하는 게 좋을 듯하다"라고 말하니 다음 날 검사를 하고 왔다. 모친이 와서 말하길 난소에 1.5cm의 혹이 있어 조직검사를 실시했고 1주일 후 결과가 나온다고 했다.

한 여성 환자는 43세의 나이로 임신을 원해 양방 산부인과에서 치료받던 중 내원해 상담을 받았다. 양방진단에서는 나팔관이 막혀 임신이 불가능하다고 했다는데 한의 진찰상 내장 기운은 양호하고 울체된 기운만 있을 뿐이라 자연임신이 충분히 가능한 상태였다. 자세히 물으니 다른 한 산부인과에서는 정상이라고 하였다고 한다. 그 뒤 1차 시술을 하고 얼마 지나 다른 산부인과에 가니 여전히 막혀 있다고 불임상태라면서 재차 시술을 권유받았다. 수회 환자를 진찰한 나는 여전히 불임 상태가 아니라 자연임신 가능한 상태로 보여 믿고 기다리라고 조언하였다. 하지만 환자는 다급한 마음에 여기저기 돌아다녔다. 문제는 남편이었다. 건실한 체력이지만 과로 등으로 건강 상태가 일정하지 않았다. 즉, 체력과 정력은 크게 떨어질 때도 있고 회복력이 좋아 나아질 때도 있었다. 몇 차례 치료를 권유하였지만 신뢰가 100%가 아니라서 양방치료에 의존하는 편이었다.

그렇게 해서 다시 난관이 막혔다는 부분을 해결하고자 준비 중이었는데 얼마 전 자연임신이 되었다. 그러나 불행히도 이를 너무 뒤늦게 알아 유산을 하는 아픔을 겪고 말았다. 그곳 산부인과 병원에서도 당황했지만 그럴 수도 있다고 했다나? 어찌되었건 100% 책임진다는 진단소견에 대해 환자가 못미더워하는 것은 진단결과를 직접 눈으로 보여주지 않았기 때문이라 생각된다.

고교생 자녀를 두고 있는 단골환자로부터 전화가 걸려 왔다.

"딸이 하복통이 심해 종합병원 부인과 진찰을 받았어요. 의사 말이 난소에 물혹이 생겨 수술로 제거해야 한다는데 한방치료가 가능할까요?"

"확실히 답을 드리긴 어렵습니다. 치료는 가능하지만 깨끗이 사라질지는 모르겠습니다."

어린 시기에 수술이라니 망연한 마음이었다. 그런데 우선 한방치료를 받아보겠다고 해 처방을 하였다. 소양인 체질로 토양2형의 폐-대장(난소) 기운의 울체된 상태는 흔히 겪고 있는 고교생의 스트레스 상태와 유관하다. 병증은 단순하고 상태 또한 별다르게 걱정할 정도는 아니지만 과도한 스트레스의 상황이 하복부의 기혈응체를 만들었고 이로 인해 난소의 물혹·낭종을 만들어내었다는 생각이 들었다. 한약을 처방한 지 2개월째, 양방진단을 다시 받게 되었다. 다급한 병은 아니지만, 부모 마음에 어린 자녀에게 종괴가 있다고 하니, 어떤 상태인지 궁금하기도 하고, 한약으로 해결되지 않으면 하루빨리 수술할 마음까지 있어 보였다. 그런데 물혹이 사라졌다.

기쁜 마음에 병원의 진단서를 가지고 내원하였다. 현재는 사라져 보이지 않는다는 것이다. 양방진단을 받고 한방치료를 시작한 지 채 2개월이 되지 않는 시간이었다. 이렇게 짧은 시간에 소실된 것은 젊은, 어린 시기이기 때문에 가능한 것이다. 그만큼 병이 생기기도 쉽고 사라지기도 쉬운 나이이다. 이후 3년이 지났지만 건강하다.

최근 치료 사례로 자궁물혹의 진단을 받았는데 앞으로 2개월이 지나도 그대로 있으면 수술로 제거해야 한다는 소견을 받고 46세 여성 환자가 내원하였다. 진찰해 보니 병증은 단순하지 않고 물혹 상태를 지나 암증에 이른 심각한 상황이라 일단 치료를 시작하였다. 원인은 심각한 스트레스 상태에서 굳건히 자신의 역할과 자리를 지키고 있었으나 무리한 심신에 신기(腎氣)가 훼손돼 발생한 것이었다. 환자는 치료 의지를 가지고 신뢰 속에서 1개월 반 동안 치료를 받았다. 내원 15회, 약 처방 30일로 다시 산부인과 진찰상 물혹 소실 판정을 받았다. 단, 암증의 잔존은 여전해 치료를 지속해야 했다.

45세의 교직원 한 분이 2004년 2월에 내원하였다. 1개월 전 난소 우측에 5.6cm×3.2cm 크기의 혹이 있다는 판정을 받았는데 과거력으로는 초등학교 6학년 때 좌측 통증이 극심해 난소를 제거했다고 한다(정말 제거했어야만 했는지는 알 수 없다). 1996년에는 자궁근종으로 자궁적출 수술도 하였다. 진찰을 해보니 답답해서 찜질방도 다니지 못하는 심기의 울체가 심한 상태로, 태음인 열다한소탕(열이 많고, 한이 적은 것을 치료하는 처방) 가미를 처방하였다. 3개월 동안 치료 이후 산부인과 검사상 5.8cm 크기가 2.2cm로 줄었다며 완전히 치유될지는 모르나 약을 다시 복용하겠다고 내원하였다.

2000년대 들어 폭증하는 질환 중 하나가 20대 전후에 발생하는 자궁

생식기의 질환이다. 과거에는 존재하지도 않았던 20대 전후의 난소낭종 · 물혹 · 근종 · 생리불순 등의 병증은 심각하게 약화된 사회 상황을 보여준다. 즉, IMF외환위기 이후 스트레스의 증가, 운동 부족, 미국식 고칼로리 식생활로의 변화가 주범이라고 본다. 이의 연장선에서 불임환자의 증가는 필연적인 것이다.

한방 소아과

기관지 허약 및 폐렴 | 소아 간질 | 소아 잔병 | 혈소판감소증

아이들 감기의 진화, 기관지 허약 및 폐렴

1년 내내 감기를 앓고 있는 경우를 지금도 간혹 본다. 도대체 어떤 치료를 받아서 그럴까. 물론 문제의 시작은 허약한 체질 상태이거나 불건강한 환경에 기인하겠지만, 그렇다고 하여도 오늘날 의학적인 치료를 받았을 것인데도 불구하고 감기를 지속·반복적으로 앓는다는 것은 뭔가 잘못된 게 분명하다.

소아의 경우, 간혹 엉뚱한 진단을 받아 오는 경우가 있다. 양방병원에 가서 아이가 감기를 자주 앓는다고 말하였더니 기관지가 약하다고 했단다. 기관지가 약한지는 이화학적 검사상 진단되지 않음에도 불구하고, 아이가 감기를 자주 앓는다고 하니 마땅히 해줄 말이 없어 그런 것일 듯하다. 하지만 기관지가 실제 약한 경우도 있다. 이는 좌우 폐맥(肺脈)이

약할 때인데 그 정도에 따라 상태를 가늠할 수 있다. 폐맥이 쇠약하면 감기에 취약할 뿐만 아니라 심폐기능의 저하로 말미암아 의욕 감퇴, 자신감 저하, 우울증을 유발하기도 한다. 소아뿐만 아니라 성인도 폐기(肺氣)가 쇠약하면 감기(기관지염, 폐렴 등)를 자주 앓고 감기를 이겨내지 못한다. 이때는 폐기를 강화하는 처방을 겸하여야만 만성 감기로부터 벗어날 수 있다. 알레르기 비염은 특히 이와 연관이 깊다.

사실 급성 폐렴이냐, 급성 기관지염이냐의 구분 진단은 다소 어렵다. 그 까닭은 확연한 위염이나 대장염처럼 어떤 염증 상태가 완연하다면 그 부위가 다른 것들과 달라 가부를 분명하게 가늠할 수 있지만, 기관지-폐는 유사한 부위이고 상태에 따라 기관지 염증일까, 더 깊은 폐렴일까? 불분명한 경우가 있기 때문이다. 핑계 같지만 기관지 염증이 심하면 폐렴을 동반하기도 하고, 그것이 어떤 검사상으로 확연히 분리되지 않아 판별기준을 잡기 어렵다.

1년에 300일은 감기를 끼고 있다는 6세 아이가 내원했다. 축농증과 이에 따른 만성 비염의 상태다. 진찰상 좌우 맥의 쇠약은 체질허약 때문인지 약의 남용 때문인지 알 수가 없다. 비습한 체형으로 육식을 선호하는 태음인 목음체질로 심폐 기운을 보강하고 담음을 제거하는 처방을 하였다. 그렇게 한약 15일분을 두 번 복용하고 나니, 유치원 아이들이 하나 둘 감기에 걸려 고생하는 환절기에도 아이가 기침 몇 번 하고 말았고, 전체 상태가 양호하게 유지되고 있다며 부모가 고마움을 표했다. 진맥을 하니 아이는 선천적인 내장기운이 충실했고 현재 기운도 조금 알레르기성 병사가 있고 심폐기운도 좀 부족하나 회복 중인 상태였다. 그래서 이번 약을 마지막으로 하고, 봄가을 두 번만 약을 복용하여 다스리면 좋겠다고 조언하였다. 원래 건강한 아이인데 관리, 치료가 적절하지 못하여 그동안 고생한 것이다. 어디 이런 경우가 한둘일까마는…….

7세 아이도 소개를 통해 내원하였다. 집에서 병원까지 거리도 멀어 유료순환도로를 이용해야 하니 기름값, 통행료 생각하면 왕복 치료가 쉽지 않아 보였다. 그런데 아이 상태를 보니 그럴 만하였다. 비염·축농증·기침 등을 달고 사는데 그냥 단순한 만성상태가 아니었다. 365일 내내 감기가 낫지 않는 경우는 많이 보았고, 그 치료에 있어서도 누구보다 자신했지만 이 아이는 매우 심각하였다. 맥이 미약할 뿐만 아니라 오가는 것이 일정하지 않았다. 언제 어떻게 될지 모를 상태였는데, 안색과 목소리, 근골의 힘이 이를 뒷받침했다. 원인은 선천적인 허약함에 있었다. 허약함이 심각해 생명력이 미약한 상태라 병으로부터 벗어날 수 없어 보였다. 치료를 시작한 지 6개월이 지나도 큰 차도가 없었다. 그렇게 근 1년이 지나서야 병으로부터 벗어나기 시작했다. 또 3년을 보내자 정상적인 내장기운 상태로 돌아섰다. 지금까지 치료한 소아 중에서 가장 심각한 아이였다. 다행히 위중한 상태에서 회복되어 지금은 감기로부터 자유로워졌다.

뇌파를 회복시키자,
소아 간질

시골 고향친구의 두 딸(10대 초반)이 성장기 보약을 짓고자 내원하였다. 안색과 눈의 상태를 보니, 정신·신경 부분에서 약간 문제가 있어 보였다. 혹시나 싶어 조심스럽게 물어보니 모두 수년 전 간질 진단을 받아 양방대학병원에서 치료 중이라 한다. 한의학 치료로 완치 가능할 수 있으니 맡겨 보라고 하니, 한의학 치료로 치유 가능한지는 전혀 몰랐다며 믿고 치료를 시작하였다.

두 환자의 체질은 모두 소양인으로 심화의 울체 상태가 정신적인 억울한 상태를 가져온 것으로 보아 청심(淸心) 해울(解鬱, 막힌 기를 풀어주는 치료법)의 처방으로 치료하였다. 2개월간 치료로 뇌파가 안정적으로 회복되었다. 매달 대학병원 검진 중이라 확인해 보니 큰아이와 둘째 모두 정상으로 치유되었다고 진단받아 모든 치료를 마감할 수 있었다.

　이전에 간질로 치료한 몇 사례를 경험했기에 치유될 수 있음을 자신하여 치료 시작 시 완치할 것을 100% 확신하였다. 유전이 아닌 후천적 원인에 의한 것이라서 치유될 수 있었던 것이다.

아이는 아프면서 자란다, 소아 잔병

서울에서 내원하는 단골환자(남, 6세)인데 부모가 휴가차 데리고 와서 보신 처방을 상담하였다. 부모는 아이가 자주 여기저기 팔다리가 아프다고 한다며 신경성인지 꾀병인지 알고 싶어 했다.

소아기에 이와 같이 통증을 유발하는 경우는 스트레스성 외에 과도한 성장에 의한 성장통이거나 활동량의 과다로 인한 근통, 혹은 혈액 성분의 이상(예로 빈혈)에서도 간혹 발생할 수 있다.

그런데 아이를 진찰해 보니 부활(浮滑)하는 기운에 삭(數)한 기운이 있는 풍한(風寒, 풍사와 한사가 겹친 것으로 바람을 싫어하고 오한이 드는 증상)의 병사가 촉진된다. 이는 사상의학에서 말하는 신수열표열병증(腎受熱表熱病症)의 상태인데, 찬 기운이 피부에 침투하여 혈중에 잔존하는 것으로 흔히 말하는 몸살기를 앓고 있었다.

그 원인은 대개 허약한 기운에 땀을 낸 상태에서(땀구멍이 열린 상태에서) 찬바람을 쐬었거나 수면 중에 찬바람이 들어와 그러하다. 그런데 오랫동안 이러한 것을 보면, 아이가 선천의 허약한 기운으로 인해, 병사의 소실 과정에서 반복적인 침범을 받아 지속된 것으로 보인다. 즉, 이겨낼 내적인 힘이 부족한 상태에서 찬 것을 즐겨 건강관리를 잘 못하고 이를 방치해 일어난 현상인 것이다. 크게 허약하지 않아 성장과정에서 자연히 소실될 수도 있으나 증상이 지속되어 처방하였다. 이후 2회에 걸친 한약 처방을 통해서 벗어났다.

열나고 피가 멈추지 않는
혈소판감소증

혈소판감소증이 한의학적으로 치료될 수 있느냐? 모든 병이 그러하지만 난치 · 불치 상태는 있어도 낫지 못할 병은 없다. 치료사례가 많지 않지만 실패한 사례는 없다.

2000년 7월 3세 소아가 고열 지속으로 병원진단 결과 혈소판감소증이라는 진단을 받고 병이 중하여 북구에서 소개받아 내원하였다. 소양인 체질로 신기(腎氣) 억울(抑鬱)된 상태에서 혈기생성이 원활하게 되지 않는 상태라서 숙지황고삼탕가미로 치료를 시작하여 10월까지 4개월간 치료하여 내장병증이 개선, 치유되었다. 이후 인연이 되어 현재(2014년)까지 단골가족이 되었다. 8년 전에도 한 소아가 출혈로 인해 지혈이 되지 않아 골수이식을 해야 할지도 모른다는 상태에서 내원하여 치유하였고, 현재도 한 아이가 고열과 출혈이 반복되어 소아중환자실에서 1개월 이상 집중치료를 했는데도 해소되지 않아 치료 중에 있다.

치료에서 중요한 것은 의사의 진단과 처방이 정확해야 하겠지만, 가정의 안정과 가족의 간호가 매우 중요하다. 소아에게서는 부모의 영향력이 절대적이기 때문이다.

한방 피부과

사마귀 | 백반증 | 두드러기 | 종기 | 햇빛알레르기 | 홍반성루푸스

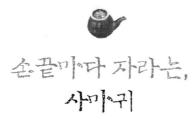

손끝마다 자라는, 사마귀

지난해 우측 엄지손톱을 파고 들어가는 사마귀가 발생한 7세 소아 환자가 10월부터 현재까지 양방대학병원에서 치료하던 중 전체 손가락 주위에 사마귀가 생겨 레이저수술로 잘라내기를 반복하였으나 6개월이 지나도 아직 차도가 없어 내원하였다. 내원했을 때는 손가락 모두에서 사마귀 반점과 함께 탈색이 이루어진 상태였고, 시시때때로 발열로 피부의 발적도 일어났는데 응급실에서 해열제를 투여하고 온 것이었다.

사마귀는 피부 또는 점막에 유두종바이러스(HPV)가 감염되어 생기는 질환으로 바이러스성으로 알려져 있다. 한의는 육음(六淫, 일종의 감기나 독감, 병변 등을 유발하는 바이러스)보다는 이를 극복하고 화합하지 못한 내인(內因)을 중시한다.

아이는 한의 진찰상 관절이 허약하고 비위 기운도 부족한 소음인으로 기력이 쇠진한 상태였고, 약증은 승양익기탕증(심하게 땀을 흘리거나 땀이 나지 않는 소음인에게 쓰는 치료약)에 해당되었다. 즉, 기력이 쇠진한 상태에서 면역력이 떨어져 발생한 것으로 회복되지 못한 상태였다. 3개월간의 보신의 치료과정은 점차적으로 줄어들면서 완전소실 치유되었다. 이를 계기로 하여 현재(2014년)까지 단골환자의 가족으로 있다.

하얀 반점이 여기저기, 백반증

　피부에 하얀 반점이 생기는 백반증은 피부과의 난치병 중 하나다. 정확한 원인은 아직 밝혀지지 않았지만 자가면역설, 신경체액설, 멜라닌 세포 자가파괴설 등이 유력하다. 그러나 필자가 보기에는 모두 동일한 선상에 있는 듯하다.

　지난해 가을 입술 주위에 하얗게 점의 피부 변색이 점점 커져 대학병원에서 현재까지 약물, 광선치료를 받아 왔다는 5세 아이가 내원했다. 그나마도 치료를 받지 않으면 더 커졌는데 완치가 되지 않고 눈 밑에서 입술 사이에 지도처럼 백반증이 있다. 여자아이라 다른 곳도 아닌 얼굴에 백반증이 생겨 무척이나 마음이 쓰였다. 생체기능검사 폐허(-1), 위허(-1) 소장, 대장실(+1, 2) 신실(+2) 뇌 전후(+1)이며, 식욕ㆍ소화 모두 불량에, 땀도 적고, 대변은 하루 1~2번 보았는데 냄새나 모양이 다 좋지 않다. 소변도 시원하지 않은 모양이다.

맥진은 1, 3/2지의 토양맥진, 처방은 우선 폐-대장 기운을 다스리는 기본 처방인 형방지황탕(荊防地黃湯)으로, 생지황 1돈 10첩을 하였고, 다음으로는 음식 관리를 철저히 해줄 것을 당부하고, 약재 검사와 침시술 검사로 완치가 가능하다고 알렸다. 그리고 12월 31일, 3번의 진찰 치료로 얼굴 및 전체가 완치되는 치료 성과를 나타냈다.

피부도 화를 낸다,
두드러기

15세 고등학생이 보신차 어머니와 함께 내원하였다. 원래 알레르기 발진이 전혀 없던 아이인데, 최근 한 번 원인불명의 두드러기가 나서 살펴보니 토마토가 원인인 듯해 실험 삼아 재차 먹어 보았고, 실제 피부 발진이 발생했다. 따라서 이를 토마토 알레르기 발진이라고 보았다.

사실 이는 긴장성 병사가 확연해 과거에 없던 상황으로 알레르기를 유발하는 병사가 분명하다. 원인은 아마도 과로에 과중한 심적 부담이 뇌-하초경락의 병사를 유발한 '알레르기 유발 발진'일 것으로 보인다. 체질병증 치료를 시행하면 호전은 되겠지만 근치를 위해서는 심적 부담으로부터 자유로워져야 했다.

반면 어머니도 진맥을 하였다. 이 환자는 지난 4개월간 보신 처방으로 크게 회복돼 건강 상태가 지금처럼 좋은 적이 없다고 하였다. 실제 맥도 건실해져 양호한 편이었지만, 우측에서 침안시(沈按時)에 조금 부충(浮衝)한 병사(病邪)가 감지된다. 그래서 현재 부모와 관련된 부분을 물었다. 최근 친정어머니의 허리가 좋지 않아 신경이 쓰인다고 했다. 지난 과정을 들어보니 대학생 시절 아버지와 사별하고 어머니와 함께 살았는데 어머니 건강이 좋지 않아 늘 자신이 병원을 모시고 가는 상황이 많았다고 한다. 직장생활 이후 20년간 어머니와 함께 살면서 그 뒷바라지를 하였다. 그러다가 2년 전 어머니가 오빠네로 가게 되어 이제는 다소 자유롭다고 한다. 이로써 그동안 왜 우측맥이 부실한 선천 기운을 유지했는지 알게 되었다.

알레르기든 피부병이든 몸의 병 중 상당수가 마음으로부터 온다는 것을 우리는 기억해야 할 것이다.

안티호르몬의 공격,
종기

　어깨가 아프고, 목이 자주 쉬며, 컨디션이 좋지 않으면 종기가 자주 발생한다며 한 환자(여, 33세)가 내원하였다. 진맥을 하니, 비위의 2지 맥이 허약한 것이 비위 기능이 떨어져, 즉 소화흡수의 능력이 떨어져 식욕도 소화력도 약해진 상태를 보여주었는데 좌측 1, 2지에 병사의 상태가 있어 몸에 염증이 만들어지는 것을 알 수 있었다. 그 염증은 애증의 착잡(錯雜, 뒤섞여 어수선함)에 의해 강하게 내재된 스트레스 때문에 뇌 내에서 분비되는 안티호르몬의 일종으로 발생하는바, 어떤 상황인지 살펴보고자 하였다.

　환자는 어려서부터 어머니와 살았는데 어머니는 항상 잘한 것보다 잘못한 것에 대한 지적이 많아 늘 야단만 쳤고, 현재는 손자를 보느라 집에 있는데, 갑론을박하며 자주 부딪혀 그로 인해 마음이 많이 상한다고 했다. 아이가 잘못한 것에 강하게 대하는 것을 보면 속이 상해 말을 꺼내지만 언쟁이 되니 피차 상처만 받을 뿐이라는 것이다. 그런 상황이 지난 20여 년간 간간이 반복되어 왔다.

이에 이 환자의 경우, 상담과 침, 애증의 혈중 병사를 제거하였고 그러자 1개월 만에 상태가 회복되었다.

해만 피하면 될까,
햇빛알레르기

22세 여성 환자가 중학교 시절 체육대회 준비로 이틀 내리 햇볕을 받은 후 입술 주변에 수포가 생기더니, 이후 '햇빛알레르기'로 진행, 지속돼 내원했다. 술을 마시면 더욱 심해지는데 입술이 붓고 찢어지고 벗겨지기까지 한다. 체중도 고교 2학년 이후 15kg 증가했고, 허리 관절에 소리가 잘 나며, 변비기로 소화불량 상태가 있었다.

소양인 체질의 맥상을 보니 학생 시절 과도한 스트레스 상황이 심기를 허약하게 만들고 신기운을 울체시켜 이런 상태로 누적된 것이었고, 현재의 문제는 불규칙한 식생활이었다. 개선되기까지 2개월간의 치료는 체질 처방의 한약 위주로 하였는데 회복된 이후 3개월이 지나 확인한 바, 정상상태를 유지하고 있었다.

햇빛알레르기 및 금속알레르기 등은 햇빛·금속 그 자체가 원인이 아니다. 반응은 물론 햇빛이나 금속, 혹은 뜨거운 열기나 냉기 등 외부적인 자극체이겠지만, 그 근본 원인은 대체로 진액의 부족이나 내적 스트레스의 허화(虛火, 볼이 빨개지고, 열이 나는 등의 증상)가 상충해 과민반응을 유발하는 것이다. 다시 말해 햇빛이나 금속 등 외인적 요소의 문제가 아니라, 과민반응을 유발하는 환자 자신이 그만큼 심신의 상처나 훼손의 상태에서 치유되지 않았다는 것을 의미한다.

내재된 생체인식반응에 의해 거부되는 알레르기는 심신의 훼손과 상처에 대한 적절한 보상을 통해 치유가 이루어진다. 따라서 어떤 면에서는 자신의 삶의 자세와 태도에 대한 통찰이 요구된다. 완고하지 않은 증상은 체질침과 처방을 통해 장부 경락의 훼손 상태를 회복시키는 치료만으로 치유, 회복될 수 있다.

벅찬 환경에 대한 스트레스,
홍반성루푸스

난치병이라고 하는 홍반성루푸스를 40대 여성 환자가 앓게 되는 것을 지켜보았다. 무엇보다 병인을 가지고 사는 삶의 환경에서 받는 스트레스가 환자가 감당하기에는 힘들어 보였다. 불편한 환경이 자신이 다스릴 수 있는 범위를 넘어서자 심장의 화에서 분비되는 기운이 뇌에 악영향을 주어 뇌에서 일종의 스트레스 호르몬이 혈맥, 신경을 타고 분비돼 근통, 관절통, 두통, 안압이상 등을 초래하고 있었다. 양방병원의 검사를 받아 보니 결국 홍반성루푸스라는 난치병 진단을 받았다. 원인은 감당하기 어려운 심화였고 이로 인해 뇌에 이르기까지 악영향을 주는 것이었다.

홍반성루푸스는 자가면역질환의 일종으로 원인은 과도한 스트레스 등으로 인해 면역체계가 약화돼 자기 자신을 공격하는 것이다. 이때 신체의 모세혈관을 공격하기 때문에 대개 피부의 모세혈관과 콩팥 사구체의 훼손을 동반한다.

환자에게 3개월간 집중치료를 권유하였다. 초기이기에 치유가 가능하다고 여겨졌고, 체질병증 처방과 침 시술로 심-뇌의 강한 압박감을 떨어뜨리도록 하였다. 무엇보다 환자 스스로 자각하여 심화를 야기하지 않도록 심신의 다스림이 필요하였다. 이렇듯 강인한 생명력이 오히려 자신에게 해로움을 주는 경우도 있다.

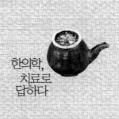

한의학,
치료로
답하다

한방 이비인후과

만성 비염 | 중이염 | 베체트병

원인불명의 잘 낫지 않는
만성 비염

알레르기 만성 비염이라고 하면 떠오르는 환자 한 분이 있다. 만성 비염으로 본원을 찾아 치료받던 그 환자는 근치 여부에 대해 의심하고 있었다. 그동안 자신을 담당했던 이비인후과 의사가 자신도 비염을 앓고 있다며 근치는 불가능하다고 하였다는 것이다. 그럴 수밖에 없다고 본다. 일반 검사로는 알레르기의 근본 원인을 파악하지 못하고 설사 원인에 따라 정확한 처방을 구사한다고 해도 의학적인 치료만으로 해결되기 어렵다.

원인은 주로 자가 면역과 연관되고 이는 심신의 상처와 유관하다. 고착화된 상처로 인해 뇌에서 무의식적으로 안티호르몬을 분비시켜 병사로 작용함으로써 알레르기 상태를 갖게 되기 때문이다. 만병유심이라

하였다.

　환자의 진맥상 과거의 상처시기를 보니 대학시절이었다. 대학시절 어떤 상처를 받았나 살펴보니 배신은 아니지만 어떤 이로부터 인정받지 못한 상처를 안고 있었다. 깊숙한 상처를 꺼내면서 다소 해소되자 비염이 소실되었다. 만성적인 질병에는 상처의 치유가 필요하다.

먹먹하고 어지러운
중이염

대부분의 사람들은 단순한 염증인 중이염이 한방으로 치료 가능한지 조차 알지 못한다. 하물며 어떤 치료로도 해결되지 않는 난치성 만성 중이염을 한의학적으로 치료한다고 하면 대다수가 불신할 것이다. 이는 그에 대한 객관적 정보가 부재하기 때문이다. 내 경험상 그 어떤 난치성 중이염도 한방치료로 100% 가까이 치유된다고 확신한다.

중이염 자체가 흔한 질병이라 대수롭지 않게 생각하는 경우도 많지만 자칫하면 청각을 잃을 수 있을 정도로 심각한 중이염 환자도 있다. 지금까지 보아온 가장 심각한 경우는 10대 환자였다. 그 환자는 태어나면서 내원 당시까지 중이염에서 벗어난 적이 없을 정도로 오랫동안 고통을 받고 있었다. 치료를 받으면 상태가 조금 호전되어 염증이 사라졌나 하다가 불과 3~4일 만에 재발돼 진물이 지속되는 상황이었다. 진찰을 해보니 소양인 체질로 내장 기운의 훼손(毀損, 이때 면역력·저항력·회복력이 크게 떨어짐)이 지속된 경우였다. 2개월간 내장의 기운을 회복하여 자연 치유될 수 있는 체질병증 약물치료를 실시하였다. 예상대로 치유되었는데, 정말 또다시 재발했다. 물론 고름으로 좌우가 막히고 진물이 나는 예전과 같은 염증에서는 벗어났지만 주변 환경 인지에 의해 재발을 피할 수 없는 상황이었다.

또한 한 성인 환자는 자신처럼 수십 년간 만성 중이염으로 고생하면서 낫지 못한 경우는 보지 못했다며 내원하여 상담하였다. 오랜 치료로 인해 불치 상태로 유지되어 본원도 신뢰하지 못했기에 약물 처방은 못하고, 침 시술만 받았는데 1~2주 사이에 염증이 소실되자 신기해하였다. 소양인 신허에 심화에 의한 풍열(風熱, 풍사와 열사가 겹친 것으로 열이 심하고, 혀가 붉어지는 증상)의 증후가 보여 본원 치료만 받으면 능히 근치에 도달될 수 있었는데 그 이상의 치료를 원하지 않았다.

그렇게 3년이 지나 다시 내원하여 보니 당시 호전되었다가 조금 좋지 않기를 반복하고 있다고 하여 치료했는데, 1주일이 지나면서 다시 치유되었다. 이렇듯 근치에 도달하기 위해서는 신허의 허손 상태가 회복되어야 한다.

이렇듯 여러 환자를 치료하면서 느낀 사실은 중이염에 불치란 존재하지 않는다는 것이었다.

자가면역결핍으로 입안이 허는 베체트병

구내염, 베체트병이라는 자가면역결핍에 의한 염증도 한의 진단을 통해 치유 가능함을 알게 되었다.

한 50대 약사가 내원했다. 이 환자는 자신처럼 오랫동안 구내염을 앓아 온 사람은 없을 거라며 수십 년간 이런저런 치료를 다 해 보았지만 별차도가 없어 치료를 포기하고 사는데, 친구의 소개로 혹시나 하는 마음에 찾아왔다고 했다.

진찰을 하니, 소양인 망음증(亡陰症, 음액이 몹시 소모된 상태)으로 진액이 훼손되어 자기보존 기운이 턱없이 부족해 발생한 것이었다. 치료 가능함을 알리고 치료시작 3~4개월간 기혈을 보강해 내장의 훼손

상태를 치료하는 처방을 했고, 이를 통해 장기 기운이 회복되자 자연히 치유되었다.

한 40세에 가까운 남성 환자는 베체트병을 진단받고 결혼도 포기한 채, 지내고 있었다. 처음 진료를 하였던 양방 의사가 "이 병은 난치병으로 고치지 못하면 죽을 수도 있으니 결혼하지 말라"라고 하였기 때문이다. 그래서 당시 잘나가던 사업도 접고 지금은 생활을 위해 노점상을 하고 있었다.

처음 이 이야기를 듣고는 몹시 당황스럽고 안타까웠다. 진작 알았다면 이러한 일은 없었을 것이다. 서둘러 환자에게 치료가 가능함을 알렸다.

이 병증은 장부 기운이 쇠약하여 발생한 것이었다. 소음인 체질인 환자에게 내장 기운을 크게 보강하여 훼손된 장부 기운이 건실해질 수 있도록 치료하였다. 몇 차례 약 복용으로 상태가 치유되자 환자에게 안정된 건강한 생활을 할 수 있으니 이제 결혼하시라고 권유하였다. 그리고 그로부터 2년 후 정말 결혼을 하였다. 한 환자의 운명이 의사, 의학에 의해 좌우되는 것을 보면서 의사로서 책임을 통감했다.

한 만성 구내염을 가진 베체트병 환자(남, 40대)는 처음 부인의 권유로 마지못해 왔지만 치료 가능성에 대해 의심하고 있었다. 인터넷이나 의사, 주위 사람들이 절대 나을 수 없는 병이라고 했기 때문이다. 그래서 어떻게 하면 치료를 받지 않을까 구실을 찾는 듯했다. 그러나 2개월이 지나 회복되어 가자 그제야 신뢰를 갖게 되어 스스로 치료를 받으러 왔다.

이렇듯 아무리 난치성 질환이라도 해도 치유될 수 있음에도 불구하고 자신이 아는 것이 전부인 양 생각하다 고통 속에 머무는 환자들이 있다. 의학의 홍수 속에서, 인터넷 정보의 홍수 속에서, 이러한 환자들의 고통은 누구의 책임일까?

한방 신경정신과

마음 상태의 진단 | 뇌력 | 화병 | 정신분열증 |
불안장애·공황장애 | 건망증·치매

·
·
·

'천 길 물속은 알아도 한 길 사람의 속은 모른다'는 속담이 있다. 그만큼 사람의 마음을 읽기가 어렵다는 뜻이다. 여기서 말하는 마음이란 어떤 평가와 궁구, 생각의 내용을 말하는 것이 아니라, 칠정(七情, 喜怒憂思悲恐驚)의 상태를 의미한다. 칠정과 연관된 인간의 마음상태는 놀랍게도 오장육부의 진맥으로 드러난다.

전남 장흥에서 열린 통합의학박람회에 참가해 그 지역 70대 여성 10여 분을 진맥한 적이 있다. 병원에도 70~80대 노인분들이 내원하곤 하지만 일률적으로 한 지역의 환자들을 본 경우는 10여 년 전 노인당 진료를 다닐 때 이후 처음인 것 같다. 그런데 크게 놀란 것이 있다. 진맥을 한 모든 분들이 분노의 울화 상태였던 것이다. 그들 대다수는 자녀와 떨어져 농촌에서 살면서 농사를 짓고 있었는데, 남편에 대한 울화인지, 자녀에 대한 불평인지, 이 사회에 대한 불만인지 모르지만 가슴에 찬 분노는 모두 일정 이상으로 병인이 되고도 남을 정도였다. 그중 한 분은 간화(肝火)가 극심하여 간암으로 진행단계였다.

"남편이 그렇게 미우세요?" 하니 "그게 어떻게 진맥으로 나오나요?" 하며 놀란다. "화가 가득 차서 남편을 어떻게라도 할 마음이네요"라고 말하니 픽 웃고 만다.

세상에는 수많은 질병이 존재한다. 20년간 한의사로 살아왔지만 내가 알지 못하는 병도 여전히 많고, 난치·불치·희귀병도 많다. '그 많은 질병을 어떻게 진단하고 치료하겠는가?' 생각할 수도 있다. 그러나 인간은 존재하고, 존재한다는 것은 한정된 공간과 시간 속에 규정지을 수 있다는 것을 의미하며, 이는 결국 몸에서 나타난 여러 증후와 증상 및 질병의 상태를 파악할 수 있음을 보여준다. 보여주고(망진望診), 느끼고(기감氣感), 만져보고(촉진觸診 및 맥진脈診), 물어서 알 수 있는 것이다. 난치병이라 할지라도 그 병명은 모를지언정 병증의 상태는 거의 대부분 파악할 수 있다.

더욱이 오늘날 인간의 의학적·지적 수준은 최고조에 달하였다. 따라서 이미 일정한 한계점, 최고점에 육박하여 잘 모르는 부분이 극히 일부에 지나지 않게 되었다. 특히 필자의 경우 주로 우리나라에 국한된 환자들만 진료하다 보니, 한국의 여건에서 크게 벗어나지 않고, 그 안에서 동고동락(同苦同樂)하며 살기에 어떤 사람이든 그 몸에 흐르는 기저(基底) 상태는 교육과 삶의 과정, 체험, 의료적 습득 등으로 익히 아는 바이다.

50대 초반의 부인이 만성 변비로 이를 치료하기 위해 이것저것 시도해 보았지만 여전히 고생 중에 있었다. 진찰해 보니 맥상이 침울하기 그지없어 장 운동이 저하된 상태였다.

"그런 몸 상태를 유발하는 마음을 그 누가 알아줄까요?"

"마음까지 어떻게 아셨어요? 누가 내 속을 알겠어요."

몸과 마음은 밀접하게 연관되어 있는데 이를 '심신일여(心身一如)'라 한다. 이렇듯 몸과 마음을 연결하는 전인적(全人的) 치료는 동양의학의 중심된 진단법이자 치료법으로 오늘날까지 이어지고 있다.

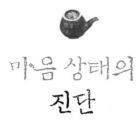

마음 상태의
진단

"기운이 하나도 없어 몸 하나 까딱 하기 힘든 상태시네요."

"아이고, 이렇게 지내면 병납니다. 그러지 마세요. 풀었다고는 하는데 용서가 되지 않는 일인가 보네요. 용서하지 못하는 그 마음을 잘 살펴보세요."

"기운이 없는 것이 아니라 기가 체해서 그럽니다. 답답하게 그렇게 참고만 살지 마세요."

어떻게 진맥으로 마음의 상태를 진단할 수 있는지에 대해 알아보자.

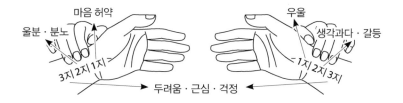

좌우 1지의 맥은 심폐의 맥상으로, 예를 들어 심기가 부족하고 마음도 허약하면 좌 1지의 허약과 유관하고, 반대로 심기가 강하여 실하면 좌 1지의 실함과 유관하다. 폐기의 부족은 우 1지의 유약함과 연관되는데 우울함은 폐기 부족에서 연유하는 경우가 대부분이다. 다시 말해 심폐 기운이 강하면 우울증이 발생할 확률이 적어지고 배신 같은 마음의 상처로 심폐 기운이 상하면 우울증에 걸릴 확률이 높아진다.

사려, 생각이 많고 갈등이 심하면 비위맥 우 2지가 현울함으로 나타나고, 울분과 분노를 가지면 좌 2지가 현긴맥으로 나타난다.

또한 두려움과 근심, 걱정이 지나치면 좌우 3지가 침울한 맥상으로 나타나 그 기운을 보여준다.

3세 된 아이가 갑자기 아무것도 하려 하지 않고 땐죽을 걸고 불안해한다며 어머니가 아이를 데리고 내원하였다. 진맥을 해보니 심맥의 상처로 자존심을 상하였고 억울한 마음에 상처까지 받아 마음이 틀어지려 하였다. 이런 정황을 말하자 그제야 부모가 최근 아이가 말을 잘 듣지 않아 크게 혼을 냈다고 한다. 부모의 말을 잘 듣지 않는 것은 어리기에 당연한 현상인데, 정신적인 충격을 받을 정도로 야단을 맞았으니, 아이는 이미 믿는 도끼에 발등을 찍은 격이었다. 그래서 세상에 누구를 믿고 의지하며 살아야 할지 모른 채 불신의 눈빛을 보인 것이다. 이런 상태로 자라면 필히 큰 문제가 발생하니 세상을 떠들썩하게 하는 사건은 하루아침에 만들어지지 않음을 알 수 있다.

한번은 학업 성적이 우수한 고등학교 2학년 학생이 최근 공부를 열심히 하다 보니 정신적으로 피로가 누적돼 보신차 내원하였다. 진맥을 해보고 어머니에게 다음과 같이 말했다.

"아이가 요즘 아이 같지 않게 보기 드물게 참으로 건실하네요. 일반 학생들처럼 헛되이 자기 몸이나 연예인 등에 관심을 주어 주의를 소모하지 않고, 자신의 일에 분명한 목표를 잡고 충실하게 지내네요."

진맥을 하니 좌우맥이 중안(重按, 맥을 깊게 눌러 잡음) 시 유근유실하여 그 상황을 볼 수 있었던 것이다.

8년째 전복 양식을 해 오다 수확량이 증가해 큰 이익을 기대하였는데 태풍으로 인해 모두 어긋나 거의 평생을 모으다시피 한 5억 원의 막대한 피해를 입고 망연자실해 우울증까지 생긴 60대 여성 환자가 내원했다.

진맥을 해 보니 심맥이 불안정함이 좌우 모두 노정된다. 우울증이 아니라 큰 충격으로 인해 심맥이 불안정해져 마음을 잡지 못하고 어찌할 바를 모르는 상태였다. 우울증은 심맥이 미약하며 저하된 상태로 나타난다. 심기불안으로 충격이 커 말수도 적어지고 자신의 뜻과 의지로 뚜렷하게 말하지도 못했는데 이는 큰 상처 때문이다. 이러한 상처가 더욱 심화되면 뇌-심장의 충격으로 뇌의 정신활동과 마음이 서로 통제하지 못하게 돼 정신이 따로 놀게 되어 정신병이 발생할 수 있다. 아직 그 정도 상태는 아니어서 안정가료하면 회복될 것으로 보였다.

최근 2년 사이 자동차 사고를 4번이나 경험하고 열흘째 입원 중인 60대 여성 환자는 뒷목·머리·가슴 등이 불편하여 심히 고통스럽다고 했다. 환자의 지난 진료 경험으로 어느 정도 상태를 예측하며 확인차 진맥을 해 보니 예측대로였다.

"그렇게 불편해서 어떡해요? 그만 좀 내려놓지요."

진맥상 상충하는 기운이 얼마나 강한지, 두통·항강·흉비 등이 상초의 불편함을 만들어내고 극심할 수밖에 없는 상태였다. 환자도 할 말을 잊는다. 자신도 어찌할 수 없다는 듯하다. 가족들도 부인이 심화가 심해 병을 만들고 있음을 알고 있다.

사람이 지닌 칠정의 감정이 지나치면, 진맥상으로 장부맥에 나타나고 그 기운은 장부에 직접적인 영향을 미친다. 내인(內因)의 병발은 이로 연유함이 많으니 만병유심이라 하였다.

정신력과 집중력을 관장하는
뇌력

사고정신력 · 집중력을 중심으로 뇌력은 눈의 총기(聰氣)와 촉기를 살피는 망진과 함께 진맥으로 좌우 맥 상초의 심폐맥과 연관된 1지의 건실함으로 측정할 수 있다. 뇌력이 충실하면 눈의 촉기가 분명하게 광채가 있으며 좌우 맥 1지의 기운이 충실하다. 뇌력이 떨어지면 떨어질수록 눈의 총기는 흐려지고 촉기도 맑지 않게 되어 흐리멍덩해진다. 눈은 마음의 창이기도 하지만, 뇌 기운을 바로 볼 수 있는 곳이기도 하다. 맥 또한 1지의 부실함과 훼손 상태로 보아 뇌력의 상태를 가늠할 수 있다.

예를 들어, 입시 수험생의 경우 과로한 정신활동으로 뇌력이 떨어지면 학습능력도 감퇴되는데 이때 눈의 촉기도 떨어지지만 맥상 부실하고 유약해진다. 심하면 기절, 졸도하는 경우도 마찬가지인데 좌우 맥 1지의 부실함 정도가 그를 대변해 준다.

오늘날 급증하는 현훈(어지럼증) 환자는 대부분 뇌력의 부실함 때문에 일어나는데, 정신활동 과다와 정혈의 영양식이 부족하여 뇌로 가는 신경혈관계, 기혈의 흐름이 원활하지 않고 약해져 발생하는 경향이 있다. PC 및 스마트폰의 과다 사용 및 정신사고 활동의 과다는 뇌 정혈의 소모를 가져와 대뇌-척추의 신경호르몬 흐름을 저해한다. 이를 진단할 현 의료기기는 명확히 존재하지 않지만 경락기능검사와 생기능검사 등으로 유추가 가능하고 진맥과 망진으로 측정이 가능하다.

반복되는 억울함이 쌓이면
화병

30대 초반 여성 환자가 등·목의 불편함이 심해 수면장애까지 있다고 내원하여 과로로 인한 근육통이 심한가 보다 하며 진맥을 하니, 심기가 심히 울체된 맥상이었다.

상체의 답답한 기운이 심해 어찌할 수 없는 지경이니 수면장애까지 유발한 것이다. 이는 심화병(心火病)으로 환자에게 상태에 대해 자세히 말하니 그제야 자신의 이야기를 꺼낸다.

명절 때마다 시댁에 가서 음식 장만을 하는데 다른 동서들은 가게나 직장일로 바쁘다고 오지 않고, 시숙과 자녀만 보낸다는 것이다. 그러면 자기는 집에서 하루 종일 먹고 자는 그 뒷바라지를 해대는 것이 지금까지 한두 해가 아닌데, 미안하다거나 고맙다거나 하는 말을 한마디도 들지 못하고, 이번 명절에도 또다시 반복돼 그 억울함이 분노로까지 유발된 상황이었다.

또한 암증의 치료차 다섯 차례 정도 내원했던 환자가 있다. 처음부터 간의 울화가 심해 이의 분노를 해소해야 할 필요가 있다고 조언하였더니 그제야 그 구체적인 원인을 밝혔다.

이 환자는 3형제 중 둘째인데 아버지가 남긴 재산을 큰 형이 모두 가져가 버렸다고 한다. 부모가 생존 시에 유언으로 재산을 나누어 주었고, 형님도 부모 생존 시에는 그리 해 준다고 해놓고 부모가 돌아가시자 큰 형 자신의 자녀이름으로 재산을 빼돌린 것이다. 억울하고 원통한 마음이 있어 소송을 생각했으나 형제간 싸움이 될까 봐 지금까지 어찌하지 못한 채 형과는 대화도 없이 서먹하게 지내고 있다고 한다.

암 수술 이후 암증이 잔존해 치료 중인 20대 환자의 경우는 진맥을 보니 중침 시 앞의 환자와 동일한 울화(鬱火)의 상태가 여전히 남아 있었다. 수행을 수개월 하고, 나름대로 다스리려고 하였지만 아직 근치에 도달하지 못하고 있었다.

환자의 입장에서 보면 그럴 수밖에 없는 것이 상처가 개인이 감당하기에 벅찰 정도로 너무 컸던 것이다. 그로 인해 암도 발생했고, 지금의 암증 또한 잔존하고 있는 듯했다. 이럴 경우 문제는 근치의 해결 방향이다. 해결이 되고 안 되고는 그다음 문제다.

이런 의미에서 그동안 해 온 수행을 한 단계 업그레이드할 필요가 있었다. 그동안의 과정은 해결을 위한 다스리기였다면 이번에는 진짜 해결을 위한 수행을 해야 하는 것이다. 신뢰가 무르익고 해결의 자세를 갖추었다면 자신을 용서하자. 이것이 울화의 유일한 해결방안이다. 대부분 상대방에 대한 분노가 남아 있거나 용서가 다 되지 않아 이로 인해 불편한 마음을 갖는다고 생각하지만, 실제로 울화는 자신에 대한 용서가 온전하지 않아 발생한다. 남이 아니라 자신이 여태 스스로에게 스트레스를 주고 용서하지 못했던 것이다. 그런 자신을 용서하는 것이 무엇보다 중요하다.

'내가 왜 그랬을까?', '왜 그렇게 멍청하게 당했을까?', '그때 강하게 대적했어야 했는데', '그때 그렇게 하지 않았어야 했는데' 등 자신에 대한 비판을 멈추고 자기 자신을 있는 그대로 수용하는 것이 문제해결의 첫걸음이다.

환청 · 환시,
그리고 정신분열증

정신분열증은 환청 · 환시를 주증으로 하여, 정신이 분리되는 이상상태를 말한다. 즉, 스스로 지어내는 창조적인 생각에 대해서 일절 책임을 지지 않게 되는 행동양태를 보이는데, 영적인 물체와 자신만 들리는 소리에 대해 자신이 지어내고 있다는 사실을 자각하지 못할 뿐만 아니라 자신 밖에 존재하는 것으로 여긴다. 자신을 창조 밖으로 버리는 무책임성은 아마도 업(業)과 연관되는 듯하다. 지금도 어느 질환보다 난치병이지만 환자의 정신 영역이라 앞으로 천 년이 지나도 다스릴 수 없을 것이다. 다만 심한 충격 등으로 발생한 일시적인 분열 증세는 심신의 안정을 통한 뇌의 안정화로 회복시킬 수 있다. 실제 그런 사례가 있다.

30대 여성 환자가 최근 환청·환시의 분열 증세를 일으켜 내원했다. 밖에 귀신이 보이고 소리도 들린다는 것이다. 살펴보니 2개월 전 시부모가 한날한시에 사망하는 충격적인 일을 접한 이후부터 그렇게 된 것이다. 한의학에서는 두려움으로 인한 신장 경락에 손상을 받아 신기의 기운이 울체되어 병이 발생[恐則氣下, 恐則傷腎]한다 하는데 실제 그러하였다. 10일간 입원 치료를 하며 침과 약으로 뇌-신장 경락을 다스려 안정가료하자 차츰 증세가 줄더니 결국에는 사라져 정상으로 회복돼 퇴원하였다.

또한 10년 전쯤 아들이 군대를 마치고 대학생활을 하는데 아들의 상태가 어떤지 진찰해달라고 한 부모가 아들과 함께 왔다. 당시 정신분열 환자한테 봉변을 좀 당하고 난 다음이라 망진으로 환자의 눈을 보면 정신건강의 상태를 어느 정도 가늠할 수 있었다. 정신분열증의 판별은 환자의 눈으로부터 가늠할 수 있다. 정신분열증 환자의 경우 눈빛이 현재 여기에 있는 것이 아니라 다른 세계, 자신이 창조한 생각의 세계에 빠져 거기에서 나오지 못하고 있는 것을 볼 수 있다.

자녀를 보니 정신분열증의 증후가 분명해 조심스럽게 돌려서 논하였다. 아버지는 이해하지 못하는 듯하나 어머니는 눈물을 글썽이며 어려서부터 조금 그러한 기미가 있었다고 인정하고, 정신과 상담을 받아 보겠다고 하였다. 그 뒤 검사를 받았는데 정말 그리 진단되었다.

이 환자는 몇 번 발작을 한 적이 있어 양방병원에 검사를 의뢰하였는데 해당 병원에서는 뇌파에 이상은 없지만 발작을 우려해 항경련제를 처방했다.

간질의 경우, 불확실한 발작을 우려해 항경련제 처방을 하기도 하지만 정신분열증의 경우 정신적으로 강한 자극과 스트레스 정도를 파악해 경련의 재발 가능성을 따져 그에 따른 치료가 필요한 것이지 무작정 약을 복용할 필요는 없다.

일상 활동을 방해하는
불안장애 · 공황장애

한 60대 초반 환자가 어깨의 유착염과 무릎관절염의 진단을 받고 내원해 테스트를 하니 그 정도는 극히 가벼웠다. 그런데 환자가 몹시도 불편해하며 고통스러워한다. 진맥을 하니 활연한 맥상과 테스트 결과 어떤 염증적 병사가 아니라 심신이 다소 피로하고 우울해진 의욕 감퇴의 상태였다.

이야기를 들어보니 이 환자는 젊어서 남편을 여의고 지난 30년간 혼자 살아왔다.

"어떻게 혼자 살아오셨어요?"

"옛날이라 그렇죠."

"저라면 그렇게 못했을 텐데……."

"그럼, 애인 하나 소개해줄래요?" 하고 농담을 하기에 "그래요. 찾아 봐야겠네요. 좋은 사람이 있어야 하는데……"라고 우스개로 답을 해주었다.

이렇듯 심신증은 다른 고통과 상태를 유발할 수 있다. 원래 가지는 문제를 파악해야 다른 고통과 증후도 멈출 수 있다.

40대 환자 한 분이 치료 중이었는데 자주 깜짝 놀라고, 가슴이 답답하며 체기로 음식물이 잘 내려가지 않는다고 하여 진찰을 해보니 불안장애의 증상이었다. 심장맥상이 불안한데 이는 체질적으로 예민한 성격에 심포경락이 강하지 못해 어려운 일을 반복적으로 겪고 나면서 심장맥이 안정성을 잃어서 발생한 증후였다. 또한 충격이 크고 이로 인해 심장맥이 부정맥이 될 수도 있는 상태였다. 심장초음파 및 심전도 검사상 이상은 없으나 그 정도가 심해 불안감이 일상생활을 방해하고 수면장애까지 유발하고 있었다.

한 환자는 자신이 공황장애가 아닌가 하며 내원하였다. 다른 병원에서 그럴 가능성이 있다는 진단을 받았다는 것이다. 진맥을 하니 심불안증은 맞으나 공황장애까지 이르지는 않았다. 공황장애 환자는 심불안증세가 심해진 상태로, 자신의 심신 상태가 일부 자신의 통제 밖에 있다고 생각하는 경우가 있다. 인터넷 사전을 보면 '그럴 만한 이유나 대상이 있는 것도 아닌데 갑작스럽게 나타난다. 공황장애의 주요 증상은 공황발작이다. 공황발작은 호흡이 가빠지거나 숨이 막히고, 가슴이 답답하며 어지럽고, 손발이 저리거나 몸이 떨리는 등의 신체적 증상과 함께 공포·불안·두려움의 심리적 증상을 동반한다. 심한 경우 이러한 증상으로 곧 죽거나 미칠 것 같은 생각이 들기까지 한다'라고 설명하고 있다. 이런 증후는 심장 기운의 쇠약(심양허)에서 일어난 것이다.

내 머릿속의 지우개, 건망증 · 치매

산후 환자나 30~40대의 경우, 진맥을 해보고 간혹 환자에게 "건망증이 심하시죠?"라고 묻는 경우가 있다. 의학상 완전한 건망증은 아니지만 건망 증세가 심한 것은 진맥으로 파악이 가능한데 그 이유가 대체로 뇌정이 부족한 상황에서 발생하기 때문이다. 뇌정이 부족하면 맥상 유활하거나 유약한 맥으로 허손 상태를 보여준다.

'뇌정'이란 대뇌에 에너지, 신경호르몬을 공급하는 생체물질을 말하는 것으로, 한의학에서는 '정(精)'이라는 용어가 있는데 '정신(精神)'의 '정(精)'도 실제 골수 · 척수액 · 호르몬 · 조직액 등 인체 물질을 구성하는 정미한 물질을 의미한다. 이러한 상태의 부족은 피로나 성기능 감퇴, 생리 양 감소 및 뇌-척수액 부족을 초래하고, 건망증 · 현기증 등을 유발한다.

지금은 고인이 되셨지만 돌아가시기 3년 전에 작은할머니께서 진찰 차 내원하였다. 오랜 관절신경통으로 약을 상복하고 있었는데 진맥을 하니 기혈 훼손이 심하고, 심신이 쇠약하고, 뇌정의 손상도 심한 것이 치매 증후가 분명했다. 그래서 당숙에게 이러한 사실을 알리고 치료를 당부하니 의아해했다. 전혀 생각지도 못했던 일이기 때문이다. 그동안 단지 장기간의 질병과 약 복용으로 훼손된 것으로만 여겼던 것이다. 그렇게 1년이 지나 치매 상태가 확연해지자 비로소 필자의 진단이 정확했음을 깨달았지만 그때는 이미 손을 쓸 수 없는 상황으로 악화된 뒤였다.

치매 증상과 관련해 노(老)부모를 모시고 내원하는 경우가 종종 있다. 그러나 가족들은 단지 노화에 따른 일시적인 허약 상태로 여기는 경우가 많다. 뇌정의 소모 및 훼손 정도가 심하면 60대에도 치매가 발생할 수 있고, 80~90대에도 뇌 활동이 건강할 수 있다. 이처럼 정신활동과 그 활동을 유지하는 몸 상태를 어떻게 보존하는지에 따라 뇌의 건강이 판가름난다. 즉, 뇌의 건강도 나이보다는 사람에 따라 달라지는 것이다.

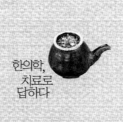

한의학,
치료로
답하다

한방 통증의학과

원인불명의 통증 | 두통 | 복통 | 요통 | 신경통·협통 | 말기난치 통증 | 심통

환자가 병원을 찾는 이유는 흔히 아파서이지만 환자가 느끼는 통증 그 자체를 진단하는 의료기기는 아직까지 단 하나도 없다. 통증이란 환자가 느끼는 주관적 자각이기 때문이다. 물론 통증의 원인을 찾아 추정하고 그에 따라 치료를 하긴 하지만, 자각적으로 느끼는 통증 그 자체의 진단의료기기 개발은 아직도 요원하다. 통증의 정도를 예측할 수 있는 것은 외상이나 염증 등의 병변 정도를 방사선 및 혈액 검사 등으로 살펴보거나, 적외선 체열 진단을 하는 것뿐이다. 흔히 병증이 심하면 통증이 극심할 것으로 알려져 있지만 꼭 그렇지만은 않다. 심신증으로 통증이 극심한가 하면, 암 말기나 궤양성 병증을 앓아도 아무런 통증 없이 보내는 경우도 흔하다.

그럼, 통증 그 자체를 전통 한의학의 방법으로 진단할 수 있을까? 어떻게 진단할 수 있을까? 이를 세부적으로 설명해 본다.

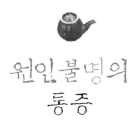

원인불명의 통증

원인불명, 상세불명의 통증이란 사실 존재하지 않는다. 모든 통증에는 원인이 있고 그에 따른 상태, 정황이 있다. 또한 통증의 정도도 있다. 다만 현대 의료기기로 잘 진단하지 못할 뿐이다. 그 가운데 중증의 암 환자가 있을 수 있고, 단순한 심신증 환자가 있을 수도 있다. 통증만 본다면 첨단의료기기의 발달은 무용지물이나 다름없다. 불투명한 경우가 드물지 않기 때문이다.

한의학은 이러한 점에서 분명한 대안이 될 수 있다. 거의 모든 통증의 원인과 정도를 느끼고 감지할 수 있기 때문이다. 환자가 지각할 수 있는 통증을 같이 느낄 수도 있어 환자가 느끼는 통증의 정도를 파악할 수 있다.

내원한 환자 가운데 자신의 고통은 심한데, 광주 및 서울 등지의 대형 양방병원 여러 곳을 다녀봤지만 정작 원인을 정확히 알 수 없어 찾아온 경우가 종종 있다. 그 정황과 상태 파악은 진맥으로 가능하다. 맥은 장부의 상태를 보여주고 장부와 연관된 뇌, 사지 및 근골 피부는 장부의 경락을 통해 연결된다. 통증은 어떤 병변의 반응으로 나타난 자각적인 신호이며, 이는 장부 맥상의 변화와 상태로서 통증의 상황을 알려준다. 장부의 맥상을 살펴보면, 통증의 정황을 알아볼 수 있다는 것이다. 단순한 근육통증, 혹은 심신증에 의한 통증, 장부의 병증과 연관된 통증도 존재한다. 이는 환자마다 다르다.

어깨 통증으로 여기저기서 1년 이상 치료받았는데 결국 폐암에서 방산된 통증임을 뒤늦게 알게 되는 경우가 있는가 하면, 요통으로 1년 가까이 여러 곳에서 치료를 받았는데 뒤늦게 신장에서 전이된 골반암증이었음을 알게 된 환자도 있다. 이렇게 중한 질환에서조차 의료기기의 한계로 말미암아 뒤늦게 발견되는 경우를 종종 본다.

한 환자는 허리통증이 극심하여 신경외과, 통증클리닉, 산부인과, 한의원 등을 다니면서 필요한 검사들(X-ray, 초음파, 혈액검사 등)을 다 해보았지만 원인도 정확히 모르고 있었다. 그런데 진찰해 보니 자궁 주변에 커다란 암이 자라고 있었다. 간혹 의료기기로는 진단되지 않는 종양인데, 진맥으로 통증의 정도와 병의 중한 상황을 파악했지만 그 뒤에도 여러 양방병원으로 검사를 받으러 다닌 결과, 양방병원에서는 그로부터

6개월 후에나 발견하였다.

한 환자는 조카가 디스크 수술을 바로 앞두고 본원 치료 일주일 만에 기적처럼 좋아져 2년이 지난 지금까지도 양호하다는 이야기를 듣고, 서울에서 내원해 입원 치료하였다. 서울의 대형병원과 척추전문병원에서도 치료를 받았으나 통증이 반복적으로 지속되고 심하다고 하였다. 살펴보니 허리 3지의 고통보다 간맥(肝脈)의 현긴한 울화가 심하였다. 즉, 요통의 원인은 디스크증이 아니라 심신증, 즉 울화병으로 인한 통증이었다. 그간 울화의 상태가 지속되는데 이를 다스릴 의사를 만나지 못했던 것이다.

시도 때도 없이 지끈거리는
두통

갑자기 이명과 난청을 동반하면서 평형감각의 문제까지 발생하여 제대로 걸을 수 없고 심지어 넘어져 다치기도 한 환자가 내원하여 치료받았다. 이와 함께 동반된 것이 두통이었다. 이비인후과 등의 치료에서 별다른 효과를 보지 못한 이유를 환자의 진맥을 통해 알게 되었다. 간맥에서 강한 스트레스성 울체가 상충되고 있어 뇌신경을 강하게 압박하고 있었던 것이다. 그 정도가 심하여 뇌압도 높아졌고 일시적으로 이명, 난청, 평행감각의 문제 및 두통을 유발하고 있었다. 두통이 얼마나 심할지, 얼마나 지속될지는 그 맥상으로 살펴볼 수 있다.

머리 아프다고 내원한 환자 중에는 진찰을 해보면, 실제는 머리가 아프지 않고 머리가 멍하고 둘러싸인 듯한 증후를 가진 경우가 있다. 그런데 환자는 아프다고만 말한다. 정말 아프다고 할 때는 좌우맥 1지의 부안(浮按)맥이 어찌되었건 현긴한 기운이 세(細)하더라도 있어야 한다. 그런데 오히려 유활하다면 이는 뇌신경물질의 부족이나 뇌기능 저하와 같은 상태이니 두풍(頭風), 현훈의 증후인 것이다.

두통이 심하여 근처 병원에서 진찰을 받고 20일간 입원 치료를 하고 있는데 통증이 가시지 않는다며 52세의 환자가 내원했다. 뇌 촬영 등 몇 가지 검사를 하였고 담당의사도 이제는 PET검사라도 해보아야 할지 고민되는 상황이라고 한다. 두통은 일반적으로 심화나 간울 등 과도한 스트레스로 인해 뇌혈류량이 많아지거나 교감신경의 과긴장 상태를 유발하여 발생하는 경우가 흔하다. 이를 흔히 신경성 편두통이라 한다.

환자는 소양인 체질로 진맥을 하니 현긴 맥이 확연하다. 과도한 긴장성 스트레스를 가진 것이고 심장의 울화를 보이는 심맥은 과중하다. 환자의 체력 및 의지는 강건하고 어찌할 수 없는 상황임을 말해준다. 잠깐 상담하니 환자는 남편에 대한 불만이 극심함을 토로한다. 자녀들이 결혼할 나이가 되어 이혼할 수는 없고, 그냥 어쩔 수 없이 남편과 살고 있지만, 애인이라도 만들고 싶으나 차마 그러지 못하고 있다고 했다. 지난 세월의 삶과 남편에 대한 울화병이 깊었는데 갱년기를 지나면서 심화상충하여 두통을 유발하니 어떤 검사기기로 나타날 상황이 아니라 원인불명의 두통이었다. 이처럼 환자의 상태를 파악하지 못하면 여러 가지 검사와 치료는 의미 없는 것이 되고 만다.

살살 불편했다가 심하면 데굴데굴, 복통

고교생이 만성적인 복통으로 내원하여 치료받았다. 통증이 극심하여 자주 조퇴하거나 응급실도 몇 번 갈 정도였으니 그 상태가 심인성[꾀병]이 아니라면 어느 정도 심각함을 엿볼 수 있다.

위장병증의 맥상은 삽울하여 완고한 병증임을 말해준다. 안색 또한 병색이 짙고 완연하여 결코 가볍지 않아 보였다. 대장의 병증은 궤양성을 지니고 있기 때문이다. 암증에 근접한 수준이었지만 다행히 3개월에 걸친 치료로 회복 중에 있다. 이 환자를 처음 보았을 때 얼마 전 대장암 말기로 치료를 받았던 또래 환자가 떠올랐다. 그 아이도 이렇게 통증으로 조퇴와 응급실을 수회 반복하면서 치료하였지만, 1년이 지나서야 뒤늦게 암 말기의 상태로 진단을 받을 수 있었다. 그동안 치료하였던 담당

병원의 의사도 망연자실하였다고 한다.

이러한 일이 발생한 이유는 통증의 원인과 그 상태를 객관적으로 살펴볼 기기나 기준이 없기 때문이라고 본다. 초음파나 X-ray로는 변비나 장의 가스 정도만 파악할 수 있지 그 외 얼마나 통증이 극심한지는 알 수 없다. 한의학은 맥진을 통해서 그 원인과 상태를 나름대로 분별하여 파악할 수 있다.

특히 소아 복통의 경우, 정말 배가 아픈지 알 수 없을 때가 많다. 심리적 원인이나 요즘 음식 내용물 그 자체의 문제(과자, 인스턴트, 패스트푸드, 빵 등)로 복통을 호소하는 경우도 흔하지만, 변비 때문에 관장을 해야 하는 경우도 있다. 그리고 위장기능의 허한(虛寒, 장기세포의 허약과 훼손의 상태)으로 복통을 앓는 경우도 있다.

문제는 이를 가볍게 여기는 경향이 있다는 것이다. 만성적인 복통은 위장기능을 저해하고 위장의 염증을 지나 궤양염, 장게실(장·창자의 일부가 자루처럼 튀어나와 부푼 것) 등으로 성장할 수 있으니 주의해야 한다.

끊어질 듯한 고통, 요통

  30대 직장인이 허리가 아파 내원했다. 진맥하여 살펴보니 좌측 맥상 3지에서 2, 1지까지 중침안시(中沈按時) 현긴한 기운이 확연하다. 이는 좌측 부위 허리에서부터 등, 목까지 근경직이 심한 상태임을 보여준다. 누워서 살펴보니 대체나 근경직은 목부터 허리까지 완고하여 다시 고착화된 심한 근육통임을 보여준다. 이런 요통 환자는 각 병의원에 매일 있을 정도로 가장 흔히 앓는 증상인데, 진맥을 통해서 그 정도와 원인을 파악해 보았다.

  임상에서 볼 때 허리가 아픈 경우는 외상에 의한 근 파열 및 골절, 근육통(허리 근육의 피로로 인해 혹은 염좌로 인해 경직성에 의한 근통),

염증(디스크 탈출이나 척추간뿌리, 혹은 골반부위의 염증) 혹은 신장병증과 같은 내장병증에 의한 방산통으로 살펴볼 수 있다. 만약 단순 근육통증이라면 현긴한 그 정도로 상태 파악이 가능하고 염증이라면 염증적인 병사로 파악될 수 있고, 다른 내과적인 병증에 의한 것이라면 그 장부맥으로 살펴볼 수 있다.

70세의 한 환자는 서울에서 내려와 치료를 받았다. 요통으로 5년간 병원을 전전하며 치료 중인데 그동안 좋다는 곳은 안 가본 곳이 없다. 그런데 지인이 본원에서 치유됐다는 이야기를 듣고 여기가 마지막이라고 생각하고 찾아온 것이라고 했다. 노년기 요통의 원인은 대체로 골연화증과 연관된 퇴행성 골염이나 내장, 특히 신장이나 대장, 자궁의 병변으로 인한 방산통인 경우가 대부분이다.

진맥을 하자마자 허리뼈나 내장기의 문제가 아님을 알았다. 맥상 1지의 상충하는 기운이 강하고, 3지 하초의 맥상은 그리 심하지 않다. 환자 스스로도 요통이라고 말하면서도 야간 수면장애, 가슴 답답한 흉비, 두풍증 등 심신불량의 상태를 호소한다. 심화의 화병이다. 남편은 연로하지만 정정하여 사업에 열중하고 불우이웃돕기도 꾸준히 하는데 정작 부인에게는 지출 권한이 없어 하나하나 승인받아야 하고 의료비도 매번 받아 사용해야 하니 심적인 불편함 정도가 이만저만이 아니다. 검사란 검사, 치료란 치료는 다 해 보았지만 고통의 지속은 멈출 줄을 모르고 병원을 전전했다는데, 그 마음을 잘 읽고 받아주지 못해 여기까지 온 것이다.

그 밖에 다양한 통증들,
신경통·협통

심한 통증 중 하나는 대상포진(帶狀疱疹)과 안면 부위의 삼차신경통증이 있다. 이는 신경계에 바이러스가 침범한 것으로 알려진 반응으로 통증을 유발한다. 감기 병사의 맥상과 유사한데 그 원인이 모두 바이러스 종류이기 때문이다.

코의 후각이 상실돼 치료 중인 한 분이 갑자기 좌측 협통을 호소하여 진맥하니 좌측 맥상이 촉급하고, 병사맥이 확연하다. 직감적으로 단독, 대상포진임을 알게 되어 살펴보니 대체로 그러하였다. 환자는 인내력이 강한 분이라서 수일간 견디었고 뒤늦게 내원하였다. 치료되면서 병사가 소실되어 갔다.

조금만 덜 아팠으면…, 말기 난치 통증

암 환자는 초기엔 고통을 느끼지 못하지만 진행되면서 퍼지는 경향이 있다. 이때 어느 부위만 발생하는 경우도 있지만 수술하고 항암요법을 받거나 혹은 재발되거나 말기에 이르거나 오래 앓거나 하면, 통증은 한곳에서 발생하는 것이 아니라 전체적으로 지근지근한 통증, 건강불량 상태로 인한 불편함을 갖는다. 재차 논하겠지만 암환자의 경우 자신의 진정한 고통을 의사나 가족 등이 잘 알지 못해 그 고통이 더욱 큰 경우를 종종 볼 수 있다. 아마도 암 전문 의사들이 암환자의 고통을 피부로 느낄수 있다면 그러한 치료를 하지 않고 다른 더 나은 방도를 생각할 것이라고 나는 확신한다. 만약, 환자의 고통을 느끼면서도 그러한 치료를 그렇게 자행하고 있다면 그는 의사도 아니다.

지금 입원한 환자도 3개월 전에 간암 진단을 뒤늦게 받았는데 말기의 불치 상태로 진단되었다. 처음 내원 시 진맥을 해보니 대체로 생존 불가능한 불치 상태로 좌측 맥이 무맥[절맥]에 근접한 위독 상태였다.

"하루하루가 힘들었을 텐데 어디 가서 입원 치료라도 하지 그랬어요."

"제가 얼마만큼 힘든지 아세요?"

가족은 불치 상태라는 것은 알지만 환자가 표현하지 않으니 그 고통까지는 알 수 없었던 것이다. 환자가 원하여 입원 치료를 하였고 가족은 호스피스병동으로 옮기려다 환자가 그냥 이곳이 좋다고 하여 치료를 하기 시작했다. 그리고 채 일주일도 되지 않아 마냥 구역질하고 구토하던 증상이 소실되었다.

말기의 불치에 이르는 과정에서 극심한 통증을 호소하는 경우가 있다. 어떤 암이든 그런 경향이 있는데 이는 궤양이 장부 세포를 훼손시켜 신경계 통증을 유발하기 때문이다. 한의에서 통증 치료는 그 병증의 장부 치료를 통해 제어하는 데서 시작한다. 이 통증 치료 또한 다른 병증 치료와 같이 체질별 장부병증시치를 행한다. 이병동치(異病同治)인데 병명이 아니라 병증에 따라 치료하기 때문이다. 암 말기의 통증은 화상 이외에 가장 심한 통증을 호소하는 질환 중 하나인데 삼차신경통이나 대상포진 통증보다 더 고통스럽다.

위를 비롯한 췌장·비장·대장에 이른 말기 암 환자가 1개월간의 치료로 통증이 사라지고 별다른 증후를 보이지 않자, 폐암 말기의 환자를 소개하였다. 소개한 환자는 폐암 말기의 극심한 통증을 호소하였다. 침 시술을 2회 행하자 안전하게 수면을 취할 수 있게 되었다. 그래서 소개한 환자처럼 환자도 자신이 나아질 것으로 여겨서, 가족에게 조심스럽게 치료 불가능함을 알리니 치료를 중지하였다.

2013년 4월 당시 치료 중이던 몇 분의 암 환자가 있었다. 말기 불치이거나 그에 근접한 상태로 세 분이 2~3년 넘게 내원해 치료 중이었다. 그들은 치료를 시작한 지 몇 개월간의 과정에서 제반 통증이 사라졌다. 거의 완전하게 사라진 것도 있고, 잔존하는 경우도 있고, 혹은 악화되는 부분에서 통증이 있는 경우도 있지만, 전체적인 상태를 극적이라고 할 정도로 통증은 사라진다.

한의치료로 암 병증의 치료효과가 분명한 경우에는 이와 같이 말기에 이른 암증 통증도 제어되어 극적인 상태를 보여준다. 이는 한의학만의 탁월한 치료효과인데, 말기 불치의 치료 불가능한-즉, 어떤 치료를 하여도 소용없이 악화되어 운명할 수밖에 없는 생명을 가진 시한부- 환자를 제외하고는 치료적 효과가 분명히 탁월함을 보여준다.

그 치료효과가 치료 시작 채 일주일이 되지 않아서 곧바로 나타나는 경우가 대부분인데 만약 그 사이에 효과가 미흡하다면 그만큼 악화의 진행을 막을 수 없는 불치의 상태라는 것을 보여준다. 다시 말하지만 그런 불치의 경우를 제외하고 한의 치료는 비교우위에 있을 정도로 통증 제어가 가능하다.

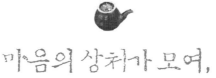

마음의 상처가 모여,
심통

가슴이 답답하고 간간이 통증을 호소하는 심불안 증후를 가지면서 내원해 치료받은 분들이 제법 있다. 그중 가장 큰 원인은 심장경락의 불안정성[心虛]과 그 기운의 울체된 상태[심기울체] 때문이다. 서양의학에서는 불안장애 및 공황장애의 초기 증후이기도 하다. 또한 기체증후가 있어 매핵기(역류성 식도염증)를 동반하는 경우도 종종 있다. 한의학에서는 심기허와 심기울체증을 진찰하여 그에 합당한 치료를 할 수 있다. 악화되면 불안장애·공황장애로만 진행되는 것이 아니라 심양허증을 지나 부정맥, 심장병으로 진행되는 경우도 있다. 이렇게 심신증의 통증은 그 원인이 있으며 그 원인의 정도[심기허증의 정도]에 따라 증상에도 정도의 차이가 존재한다.

심신증(心身症)의 정의를 보면 '정신신체병(精神身體病) 신체적 질병 가운데 심리적 · 정신적 원인에 의해 발병하는 증상의 총칭'으로, 여기서 심신증의 통증이란 통증과 연관된 뚜렷한 질병이나 병증 없이 심리적 · 정신적 원인으로 인해서 통증을 갖는 경우를 말한다. 흔히 살펴볼 수 있는 것이 두통이나 흉비통, 흉통의 증후이다. 간혹 요통을 100% 근(筋)과 척추의 문제로 보는데 이러한 통증이 심신증과 연관되어 발생한다고 하면 어떨까?

또한 서양의학의 실수는 환자 고통의 원인을 기질적인 병인에서 찾지 못하면 반대로, 신체통으로 보아 심신증으로 살펴보는 것이다. 사실 만병유심하여 그 말이 완전히 틀리지는 않지만, 그렇다고 하여 통증 그 자체를 심리적 상태로만 살펴보아서는 치료에 답을 찾지 못한다. 기질적인 병변 이외 의료기기로 나타나지 않지만, 기능적인 병변이 존재하고 이로 인한 통증과 고통이 있다. 따라서 환자가 얼마나 고통받고 힘든지를 진단해야 한다.

보신차 내원한 산모를 진맥해 보니 허손 · 허탈된 몸 상태였다.

"이렇게 쇠약한 몸으로 무엇을 하겠어요? 진작 보약이라도 드시든가, 산후조리원에서 더 요양하든가 사람을 써서 도움을 받지 그랬어요?" 하니 금세 눈물을 흘린다. 자신은 정말 힘들어서 아이 보기도 힘든데 신랑은 알아주기는커녕 다른 산모들은 다 괜찮다는데 왜 당신만 힘들어하는지 모르겠다고 하는 식으로 대해 더욱 마음이 상한다고 했다.

30대 초반 주부인데 가슴이 답답해 체한 것 같다며 내원하였다. 그런데 보니 식체(食滯)의 증후가 아니라 심장울화병으로 심기울체가 심한 상태였다. 그러한 마음을 느껴 말하니 강인한 분인데 참았던 눈물을 글썽거린다. 그리고 왜 이렇게 되었는지를 알려준다. 장기간 시댁과의 문제가 이번 추석에 더욱 가중되었던 것이다.

60대 후반 환자가 공부에 열중하는데 팔다리 통증이 어디에서 치료해도 낫지 않는다고 한다. 보니 부모·형제와 연관된 선천적인 병증 상태다. 기기울체되어 신경근경락까지 울체시키니 통증을 유발할 수밖에 없다. 조심조심 물어서 살펴보니 원하지 않는 결혼이 시발이었다. 자신이 아니라 부모와 오빠가 원하는 결혼을 하니 그로부터 시작된 고통은 현재까지 지속되었고 이의 인정과 수용은 기기울체를 완화하게 되니, 통증이 격감되었다.

장부의 맥상, 쇠약·훼손의 정도를 보아 심신의 고통과 힘든 상태를 파악한다. 처음에는 기감(氣感)의 능력으로 동조반응을 일으켜 환자의 병사를 느끼면서 환자의 상태를 확인했다면 이제는 진맥을 통해 환자 장부의 심신 훼손 정도를 느낀다고 해야 하겠다. 앞서 통증의 진단에서 잠시 논했지만, 고통은 자각적이지만 심히 고통스러운 문제는 그 누구도 환자의 아픔을 잘 알지 못한다는 데 있다. 흔히 자살과 같은 극단적인 선택을 하는 경우에도, 주변 사람들도 그 아픔을 미처 예지하지 못하는 경우가 대부분이고, 암과 같은 병증 상태에서도 환자의 아픔을 주변인이 알 수 없는 경우가 많다. 또한, 의사라고 하여도 환자 몸 자체가 아닌, '의료기기를 통한' 진단의 결과만을 살펴보기에 환자의 고통을 생각할 시간이 전혀 없고, 의료기기의 결과표에 따라 진료를 하는 경우가 허다하다. 그러니 주변에는 자신의 고통을 알아주는 의사를 찾는 경우를 곧잘 볼 수 있다.

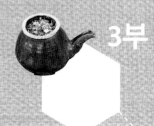

3부

한의학으로 암을 말하다

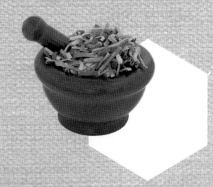

필자의 암 연구 과정

1996 지인을 암으로 잃고 암 진단을 해야겠다고 결심

1998 기 측정을 통한 암 발생 이전 발현 및 불치 진단 이후 암증
진단 시작

1999 「동자추를 이용한 암환자 진찰」 논고 발표

2000 삼부구후맥(三部九候脈)을 통한 암 진단 시작

2003 『암환자의 임상사례집』 발간 / 폐암 및 자궁경부암 치료
사례의 논문 발표

2004 서울 · 대전 · 광주 지역에서 한의사 대상 암의 진단 강좌
실시

2007 『암 투병일기』 및 『암환자의 건강관리』 발간

2011 『한의학의 암 진단과 치료』 발간

한의학계 암 치료의
현실

  '암(癌)'이란 글자는 원래 한의학에서 출발하였다. 서양의학이 들어오기 이전부터, 고대로부터 전통 의사들이 암이라는 병을 진단하고, 치료해 오면서 붙은 이름이다. 그러나 오늘날에는 이러한 과거는 마치 없었던 것처럼 무시된다. 진단 영역을 서양의학에 내 준 한의학계에는 이제 암을 치료하는 한의사조차 극소수에 지나지 않는다. 그러나 더 큰 문제는 소수나마 진단, 치료를 하고 있는 한의사들의 엄연한 현실을 의학계가 인정하지 않는다는 데 있다. 첨단의료기기로도 진단 못한 암을 한의학으로 진단하고, 국내 최고의 양방병원에서조차 포기한 암환자를 치료한 기록을 인정받지 못하고 있는 것이다. 뿐만 아니라 암환자에 대한 국가적 지원 또한 서양의료에만 한정되어 매년 수천억 원 이상 전폭적으로 이루어지고 있다. 연매출 1조 원 이상의 초대형 병원의 탄생은 이러한 국가의 전폭적인 지원과 함께 독점적으로 가능한 일이다.

그럼에도 불구하고 더 이상 다른 방법을 찾을 길이 없는 불치의 환자들이 뒤늦게 한의학을 찾는 경우가 많다. 한의학은 나름대로 암을 진단하고 치료하고 있기 때문이다. 그 성과 또한 훌륭한데 이는 암과 암을 가진 몸 상태를 진단할 수 있기에 가능하다. 환자 상태를 잘 알기에 어떤 치료를 받으면 치료 이후 환자의 상태가 어떨지까지 예측할 수 있는 것이다. 그럼에도 불구하고 한의학에 대해 잘 알지 못한 채 대중적 신뢰가 확실한 다른 치료법을 선택하는 경우가 대부분이다.

양방에서 암 진단을 받고, 한방치료를 하겠다고 내원한 경우에는 대부분 불치 상태에 접어든 경우이다. 양방에서 치료를 하다가 오히려 기대하지 않은 악화로, 운명 직전에 이르러서야 뒤늦게 다른 길을 찾게 되는 것이다.

한의학,
암을 진단하다

한의학에서의 암 치료는 양방병원에서 진단을 받은 환자에 한하여 이루어지지만 그와 관련 없이 한의학적 진단법(기 측정과 맥진, 망진과 복진)만으로도 암의 유무와 상태를 진단할 수 있다. 그렇게 한 지 이제 근 15년째를 지나고 있는데 자체 평가 결과 95% 이상의 정확도를 보였다. 문제는 한의학적인 암증이 바로 양방진단과 동일시되지 않는다는 데 있다. 또한 암 발생 부위에서 미발견 및 기시 부위 등으로 인해서 양방진단의 부위와 다소 차이를 보이는 경우도 있다. 그래서 양방진단을 받은 환자만을 대상으로 암의 진성 유무, 부위, 상태 등과 예후를 진단하며 그책임을 다하고 있다.

암증을 진단한 15년간 양방검사 이전에 본원에서 암증 진단을 받고 치료받은 환자 중 운명한 사람이 단 한 명도 없다는 것은 하늘의 도움이라고 본다.

암 발현 전에 예측하라

1996년 지인을 암으로 잃고, 미리 예측하고 진단하지 못한 죄책감으로 암 진단의 방법을 익히고자 결심한 이후 한의학 공부와 함께 경전 탐구, 기공과 민족생활의학 수련을 하면서 1998년 기감 체득이 높아졌고, 일정한 수준에 도달하게 되었다. 즉, 심신수양으로 환자의 몸 상태를 살펴보고 진단하는 망진의 진단능력과 환자의 기운을 감지하는 능력이 일정 수준 이상으로 높아진 것이다. 1992년 개원 초부터 모든 환자를 대상으로 맥진의 진단을 하고 있었지만, 1998년까지도 동일하고 분명하게 체크되지는 않은 상황이었는데, 몸으로 하는 기감 체득이 이루어지자 신비롭고 놀랄 만한 경험을 하게 되었다. 기 측정을 통해 환자의 상태를 구체적으로 분명하게 분별하여 볼 수 있다는 것, 그것은 마치 X-ray로 몸의 내부를 살펴보는 것과 같았다. 진단에 눈을 뜨게 된 것이다.

사기(邪氣)가 극심한 암증의 할아버지

어느 날, 병원에 동네 노인 한 분이 내원하였다. 당시 나는 노인회관에서 정기 의료봉사를 하고 있었는데, 그때마다 마주쳤던 할아버지였다. 갈 때마다 치료에는 응하지 않고, 자리만 지키던 기골이 장대한 할아버지였는데 무슨 일인지 돌연 문밖 출입을 하지 않고, 식욕도 잃고, 의욕상

실로 무기력해한다며 아내분이 모시고 온 것이었다. 기력이 쇠한 탓이라며 보약 처방을 원했으나 살펴보니 안색도 병색이 가득하고, 온몸에서 나오는 사기(邪氣)가 극심하여 내 몸까지 아플 지경이었다. 이는 암 발현 직전으로, 발현되면 불치에 이르는 어려운 상태인 난치성 암증임을 보여주는 것이었다. 즉, 내장의 병증이 심하여 병사가 심한 것이고, 지금 치료하여도 막을 수 없는 상황이었다. 그래서 어떤 치료도 할 수 없었고, 원하는 처방 또한 할 수 없었다. 보호자에게 사실을 알렸는데 그래도 처방을 원하였지만 의미 없는 상황이라 그러지 못했다.

그리고 3개월이 지나 다시 내원하였다. 예상한 대로 종양이 발생했는데 오른쪽 목 주변에 메추리알보다 컸다. 목에 멍울이 생겨 1차 양방병원에 가니 조직검사를 해 보자고 채취하려 해 그만두라고 하고 어떤 상태인지 알고자 다시 내원한 것이었다. 올 것이 왔다고 여겨졌다. 그래서 보이는 것이 전부가 아니라 암증이 전신성으로 병색이 중하고 깊어서 어찌할 수 없다고 알렸다. 또 치료를 원하였지만 어쩔 수 없는 상태임을 밝혔다. 이후에도 연이어 보호자가 2~3회 내원해서 치료받고 싶어했으나 보존적인 의미조차 없어 매정하게 어떤 처방도 하지 않았다. 보호자더러 자식들에게 이러한 사실을 알려 마음의 준비를 하셔야 한다고 말씀드렸는데 그 뒤 양방병원의 정밀검사를 받았고 어떤 치료도 받을 수 없는 상황이라, 얼마 후 운명하였다고 한다. 처음 내원하여 진단한 지 채 1년도 되지 않은 시기였다. 이는 전격성 암증으로 진단과 동시에 어떤 치료도 할 수 없는 불치의 어려운 암증이었던 것이다.

이런 경우는 사실 발현되지 않은 암이었다기보다는 실제 존재했으나 뒤늦게 진단된 것이라고 할 수 있다. 이런 경우 대체로 진단이 바로 사망으로 이어지곤 한다.

이렇듯 미발현된 암을 '잠재암'이라고 한다. 잠재암이라 명명한 것은 현대 의학의 진단으로 나타나기 이전의 암증 상태를 말한다. 물론 의서에도 나오는 용어이다.

몇몇 환자의 경우 진찰상 난치성 암증 상태로 여겨졌지만 병이 없다는 서양의학을 믿다가 뒤늦게 암이 발견돼 운명하는 일도 있었다. 현대 기기로 진단되지 않은 잠재암이 존재한다는 사실은 서양의학에서도 대부분 인정한다. 지금의 암 진단 또한 적어도 수개월, 많게는 수년간 암을 가지고 살다가 뒤늦게 진단되었을 확률이 높다.

단순 요통이 아닌 소화기 암증 환자

단순 염좌성 요통으로 침 시술을 받고자 한 환자가 내원하였다. 병중하여 물어보니 양방 내과에서 위궤양으로 치료 중이었다. 진맥상 살펴보니 소화기 상태가 암증이 분명하고 무엇보다 위중하였다. 병중하여 병원의 정밀검사와 함께 본원의 치료를 당부하였다. 하지만 이러한 치료 권유를 수용하지 않았고, 요통으로만 단 며칠 치료를 받았다. 올 때마다 내가 병이 중하니 필히 치료하라 한 것이 걱정되었는지 환자는 1개월 후 다시 내원하였다. 이에 환자에게 재차 병이 중함과 치료가 반드시 필요함을 알렸다. 그것이 마지막이었다.

그 뒤 한 환자가 내원하여 진찰을 해 보니 크게 상심한 상태인지라, 물어보니 앞의 환자의 배우자였다. 앞의 환자는 결국 간암 말기 진단을 받고 3개월 만에 운명하였다고 한다. 그동안 내과적 진단과 치료는 무슨 의미가 있었을까. 양방진단의 오류가 아니라 의료기기 및 의료기술의 한계에서 비롯된 어쩔 수 없는 소치이다.

결혼 후 간내 담도암 판정을 받게 된 환자

어느 날 30대 환자가 결혼 전에 보약을 짓기 위해서 내원하였다. 환자 및 보호자에게 간의 질환이 중하니 필히 치료받기를 당부하였다. 중하다고 하여 환자는 다른 친척 한의사의 진찰을 받고, 양방병원의 검사도 받아 보았으나 본원의 진단과 다르게 간에 이상이 없다고 하여 본원에서 2회의 약을 복용하고 더 이상 치료를 받지 않았다.

그런데 그로부터 4년이 지나 간내 담도암으로 진단받았고 그다음 해 사망하였다. 진단 시간상 5년이 지났는데 그 과정에서 말기의 악화 상태로 변화한 것으로 보인다.

미발현 상태, 잠재암의 상태일 때 치료를 해야 암을 근치할 수 있다. 발현이 됐을 때는 이미 난치, 불치의 상태인 경우가 흔하다. 즉, 암이 초기→1기→2기…로 확산 악화되는 것만이 아니라 잠재암 상태로 있다가 전변되어 암화해 말기 불치의 상태로 발현되는 경우도 있다는 것이다. 그러므로 발현 이전에 치료하여야 생명을 구할 수 있다.

최근 들어 암수술 이후 항암, 방사선 요법을 시행하는 경우가 급속히 늘어났는데 검사상으로 보이지는 않지만 잠재암증이 확연히 존재할 것이라는 추정 때문이다. 그렇지 않고서는 암 제거 이후 1~2년의 단기간에 암이 재발할 수 없기 때문이다. 재발한 암의 경우, 실제 잠재된 암이 발현되어 뒤늦게 진단된 경우가 많다. 잠재된 혹은 미발현의 암을 미리 파악하느냐 하는 것은 환자에게는 생명과 직결되는 중요한 문제이기도 하다. 잠재암을 진단하면 특히 수술 이후 뒤늦게 재발 진단을 받아 어려움에 봉착하는 경우를 미연에 방지할 수 있다. 이러한 미발현암·잠재암 상태의 진단은 아직까지는 진맥이 아니면 거의 불가능한 것으로 보인다.

암의 유무를 진단하라

기 측정을 터득한 이후 해마다 한 단계씩 의학의 깊이가 깊어지는 것을 경험하고 있던 당시(14년 전) 한 지인이 가족의 진찰을 의뢰하였다.

신장암 초기의 유무 진단환자

최근 건강검진 중에 한 병원에선 신장의 암은 없다고 하는데, 다른 병원에서는 신장암의 초기라고 진단하여 어떻게 해야 할지 막막하다며 암의 유무를 알고자 한 것이었다. 내원하여 진찰하니 좌측 신장경락에 병사가 확연한데 최근 발병한 것으로 보이지만, 그 기세가 강하여 확산, 악화되고 있음을 알 수 있었다. 그래서 그 병증의 상태가 암증이며 초기이지만, 수술을 할 경우 주변 조직의 상태가 바로 암화로 나타나 재발되니 건드리지 말고 한방치료를 할 것을 1차 권유하였다.

이에 선배는 암이 없다고 했던 그 병원에 다시 찾아가 "한의사가 암을 진단하였다"고 하니, 담당의사는 "말이 되지 않는 얘기"라고 무시하며, 정밀검진을 다시 하였지만 결과는 마찬가지로 암이 없다고 진단되었다. 그런 상황에서 선배가 다소 불편한 마음으로 병원을 나오려는데 다른 젊은 의사가 암을 진단하는 다른 방법이 있다고 하였다. 그래서 해 보니 신장암 1기로 진단되었다. 그런 상황을 전화로 내게 알린 선배에게 나는 "수술할 경우, 곧바로 재발될 상황이니 내 치료를 받을 건지 아니면 다른 방안을 모색하라"라고 조언했지만 결국 그는 수술을 택했다. 그리고 우려한 대로 그해 곧 다시 방광·자궁 부위에 암이 재발하였다. 그러나 이후 한방·양방 치료로 완치에 이르렀다.

1992년 개원 초부터 모든 환자를 맥진 진찰하였고, 1998년 기 측정 터득 이후 환자의 치료율이 급증하면서 당시에는 내원환자 수가 하루 170명에 이르는 등 한의원은 북새통을 이루었다. 당시 IMF외환위기를 겪는 과정에서 한의학의 붐을 타고 한의원이 잘나가던 시절이었다.

1998년 이후 현재까지 암을 진단하면서, 최근까지 암의 유무를 공개적으로 진단하지는 않아 왔다. 그 이유는 몇 가지가 있다. 무엇보다 설사 실제 내장에 암을 가지고 있다고 하여도, 조직검사상 확진이 나오기 전에는 암으로 인정하지 않았기 때문이다. 즉, 한의학적 암증 진단이 양방

의료검진기관과 언제나 동일하게 진단되는 것도 아닌 상황에서, 암이라고 했을 때 가지는 파장 등을 환자 및 그 가족이 감당하기 어려울 수도 있고, 한방·양방 이원화 의료정책에서 한의학을 제대로 인정하지 않는 국가보건의료정책과 양방의사들에게 어떤 봉변을 당할지도 모르기 때문이다. 그러던 중 2012년 들어서 양방 의료검진기관에서 암 확진을 받은 사람은 그 상태-암의 유무, 기시, 전이부위, 진행정도, 예후, 어떤 치료 시 치유가능성, 생존가능성 등-를 공개적으로 진단하기로 결심했다. 다시 말해 양방 의료검진기관에서 암이라는 확진을 받기 이전에는 암환자라고 논할 수 없지만, 양방진단을 받은 암환자라면 한의학적으로 어떤 상태인지 진단을 공개하겠다는 것이다.

중풍 후유증 그리고 췌장암 환자

친구의 아버님이 중풍 후유증으로 내원하였다. 치료를 하는데 간담 및 소화기의 암증이 나타나서 조심스럽게 친구에게 물어 보니 친구가 말하기를, 2008년에 아버님이 광주의 모 병원에서 췌장에 혹 2개가 발견돼 암으로 진단, 서울 모 병원에서 재검진을 받았다고 한다. 그런데 그곳의 진단은 암이 아니라 물혹이라고 하여 수술하지 않고 정기검진을 하면서 지내고 있다고 했다. 그래서 암증이 아니라 양성종양인가? 생각해 보기도 했는데, 진찰을 매일 지속해 보니, 췌장과 간 부위의 암증이 분명해 일주일 후 다시 친구를 불러서 이러한 상태임을 조심스럽게 말했다.

친구는 그때서야 정확한 이야기를 한다. 2008년 진단 당시 서울 모 병원에서 담당의사가 "췌장암은 아닌데 췌장 끝에 작은 혹이 하나 있다. 그것은 암인 것 같다. 수술로 제거해도 3년이고, 하지 않아도 3년은 사니 어떻게 하겠느냐?" 하였다고 한다. 가족들이 전체 모여서 회의한 결과, 부친의 나이도 있고 하여 수술 여부와 무관하게 3년은 생존한다고 하니, 그냥 수술을 하지 않기로 하여 현재 그렇게 살고 있다고 했다. 그러한 사실에 대해서 환자는 모르고 가족만 알고 있었다. 의사가 말한 대로 3년이 지나는 시점이 되자 병증이 나타났다. 당시 기 측정상 위독 상태에서 중증 상태로 완화되고 있었지만 아직도 병중하였다. 그리고 주 4회 정도 꾸준히 내원하여 침 시술을 위주로 받고 계시는데, 2년이 지난 2013년 3월이 건강상 더 나아진 것으로 나타났다(2014년 7월 물론 암증은 유지되나 현재 생활 유지).

허벅지 통증, 척추암 환자

과거 한 암환자(여, 61세)가 10일간 좌측 허벅지 및 다리에 극심한 통증을 호소하던 끝에 내원하였는데 증상은 저녁이면 더 심해져 수면장애까지 유발해 진찰 시 서 있어도 통증으로 괴롭다고 했다. 어제 정형외과에서 검사상 별다른 증후를 발견하지 못했는데 환자는 작년 4월 악성림프종과 갑상선 초기의 암 수술과 항암요법을 실시하여 9월경까지 완치하였다고 한다. 진맥을 하니 소양인 토양체질에 좌우 맥 모두 강침안시[우 2지/좌 1, 3지] 유근하지만 부중시 삽(澁)하며 울한 기운은 암증이 좌측 하초뿐만 아니라 전신(임파 등)에 유지되는 것으로 보인다. 역시 맥진을 증명하듯 침증이나 약증에서 확연한 암증이었다. 환자 및 보호자는 암이 완치됐다고 여기고 있어, 암증의 상태인 병중함과 치료가능성을 서둘러 알려주었다. 약을 3일분 처방하고 침 시술을 하였는데 3일이 지나 아들이 전화로 MRI 검사상 척추미골에 암이 발견되어 수술하기 위해 서울로 간다고 했다. 할 말이 없었다. 치료를 받겠다는데 어쩔 수 없지 않은가. 환자는 병을 만들고 책임을 지지 않고 있으니 계속 만들어내겠고, 아직 스스로 훼손시키지 않고(겉으로만 상처받고) 중심을 지키고 있으니 한동안은 괜찮을 것이다.

암이란 무엇인가?

암은 하나의 세포조직이 아니다. 또한 한 덩어리의 조직구조도 아니다. 암은 조직과 조직, 장기와 장기, 장기와 혈관계 및 신경계 및 림프계 및 호르몬계 등 전체가 연관되었으며 정신활동과 심신, 주변 환경이나 보호자나 의사의 영향을 받는 병증이다.

암은 국소 수술로 완전 제거, 완치될 수 있는 부분도 있지만 대부분은 그렇지 않고 여러 장기와 조직과 연관되어 발현되고 진행되므로 한 곳만 보고 치료할 수 없다. 주변 조건을 무시하고 치료할 경우, 그 성과를 보기도 어렵다.

또한 암은 하루아침에 발생하지 않고, 사람에 따라 잠재암 상태로 수년을 유지하다가 발현되고, 진단된 이후에도 다시 잠재성 혹은 급성 전이 악화되는 경우도 존재한다. 부위에 따라 다른 것이 아니라, 상황에 따라서 여러 가지 변화와 진행과정을 보이는 것이다.

중증도를 1~10까지로 잡으면 암은 10이다. 잠재암증으로 있을 8, 9의 상태에서 치료해야 완치되기 쉬운데 10에서야 발견되는 것이 문제다. 심지어 10에 이르러서도 발견되지 않아 12, 13을 넘는 말기 암 상태에 뒤늦게 발견되기도 한다. 환자의 건강 상태, 암의 진행과정을 알아야 발현 가능성, 재발 가능성, 전이 가능성, 치유 가능성, 예후 등을 판별하고 그에 따라 조언, 처치, 치료할 수 있다.

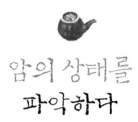

암의 상태를
파악하다

중성(中性) 상태의 진단

두 분의 암증 환자를 생생히 기억한다.

꾸준한 치료로 완치된 중성 종양 환자

다음 날이 여름 휴가철이라 아봐타 프로 코스(심신을 훈련하는 자기계발 프로그램)을 위해 곧 독일로 향한다는 설렘 속에서 많은 환자를 보고 있었다. 그 와중에 유독 나를 신뢰해주시는 존경하는 원로(양방) 의사 한 분이 환자를 소개하였다. 그 환자는 평소 건강한 상태였는데 갑작스러운 하혈로 산부인과 검사를 받으니 특별한 이상은 없고 일시적인 것이었다고 했단다. 재차 하혈을 하자 친척 한 분이 한 산부인과에서 정밀검사를 받아 보자고 하여, 분당의 한 병원에서 조직검사를 실시하고 아직 결과는 나오지 않은 상태였다. 그 의사분이 여기를 가면 어떤 상황인지 알 수 있다고 하여, 하루를 참지 못하고 상태가 어떤지 궁금해 내원하였다. 결과를 받고 오면 좋으련만 나의 기적과 같은 진단능력을 테스트하려고 이분을 하느님이 보내셨는지 모를 일이다.

당시는 진맥을 통해 보다 정확하고 분명하며 여러 상황과 상태를 파악하고 있던 차인데, 맥진을 해 보니 하초의 병증이 분명하나 약간 삽규(澁扚)한 상태에서 온화한 상태로 기운이 유지되었다. 그래서 느끼는 대로 얘기하였다.

"작지만 종양은 존재합니다. 아무것도 없는 상태가 아니고, 그것이 악성도 양성도 아닌, 중성 상태로 진단될 확률이 가장 높습니다. 그렇지 않으면 두 번째로 악성(惡性)으로 나올 수도 있습니다. 중성 진단은 나올 경우가 적으니 악성일 것입니다. 그리고 병증 상태를 보아 양성으로 진단될 확률이 가장 낮습니다."

또한 그 원인이 무엇이고 어떤 상황에서 발병했는지 알렸다. 그리고 다음 날 휴가계획에 맞춰 독일로 떠났다. 아봐타 코스를 마치고 10여 일만에 돌아와 보니, 그 환자분이 본원에서 치료 중이었다. 한의원 시절 당시, 다른 한의사 두 분이 근무하여 내가 본 바대로 침 시술을 처방하고 있었다. 검진한 그 양방병원에서도 내 진단과 동일하게 중성으로 진단되어 본원의 치료를 받고 있었던 것이다. 그 뒤 환자는 본원의 치료를 4개월 동안 성실히 받아 회복되었다. 치료를 마무리하기 위해 다시 분당의 병원 진찰을 권유하였는데 환자는 치료되었다는 나의 진단을 절대적으로 믿고 양방병원에서의 진단을 거부하였다.

"꼬리표를 붙여둔 데서 꼬리표를 떼셔야죠."

수차례 설득해 양방병원의 검사를 받으러 서울로 올라간 환자에게 전화가 왔다.

"원장님, 더 치료하고 와야 하나 봐요."

"왜요?"

"의사분이 수술해야 한다고 하네요."

"그럼 정밀검사를 받아 봤어요?"

의사는 검사는 하지 않고 이제야 수술을 하러 온 것이냐며 수술날짜를 잡자고 하였다는 것이다.

"검사를 다시 해달라고 하세요."

꼬리표를 확실히 뗄 필요가 있었다. 결과는 소실 상태로 판정되어 치료를 종결하였다.

1998년부터 2010년 진맥으로 암을 진단하게 된 현재까지의 환자를 보면, 중성으로 보이는 임상 사례는 많지만 서양의학의 검사결과가 합치된 경우는 이 환자 사례뿐이었다.

종양이 중성이라는 것을 발견하게 되는 과정은 단순하다. 진맥을 하니, 암도 아니요, 양성도 아닌 그 중간 상태가 있었다. 즉, 양성에서 악성으로 전이될 수 있는 상황, 바로 '중성'이다. 그래서 환자에게 중성이라는 상황을 명확히 하였고 그 뒤 양방진단도 동일하게 나와 본원의 치료를 받았다. 중성은 '악성과 양성'의 사이에 존재한다. 악성은 맥상이 삽규울(澁尢鬱)하는 경향이 있고 양성은 맥상이 활(滑)하면서 양성이기 때문에 규삽(尢澁)하지 않는다. 그리고 악성은 조직을 파괴하는 궤양보다 심한 조직세포의 손상을 가지기에 규삽하고, 양성은 그 말처럼 손상을 심히 일으키지 않는다. 그런데 중성이라고 말한 것은 규삽하지도 활연하지도 않는 그 중간 상태로 놓인 경우를 말하는데 이러한 상태는 임상에서 적지 않게 존재한다. 중성을 지나서 암으로 발현되고 정기적인 검진을 받음에도 불구하고, 아무것도 진단되지 않다가 결국은 말기이거나 말기에 가까운 상태로 진단되는 경우가 많은 것이다.

암도, 양성도, 악성도, 아닌 상태 불명의 종양도 존재한다. 그분의 사례를 소개하면 다음과 같다.

마음의 안정으로 중성 종양이 소실된 환자

다음 환자는 지인의 자녀로 막 고등학교 졸업을 마친 상황이었다. 목주변에 혹이 생겨 광주 모 병원에 가 보니 암이라고 했다. 그래서 서울 모 병원에 가 검사하니 1차에 암이라고 했다가, 재정밀검사를 해 보니 암도 아니요, 양성도 아닌 불투명한 상태라고 하였다. 이에 정말 어떤 상황인지 알고자 내원한 것이다.

진맥을 해 보니 정말 그런 상태였다. 악성의 맥도 아니지만 그렇다고 양성도 아닌 상황인데 보니 악성화 과정의 종양 상태였다. 고3 때 강력한 스트레스가 존재하여 발생한 것인데 다행히 고3이 끝나고 원하는 일류 대학에 합격하면서 그 병세가 사라져가는 상황이라 종괴도 자연스럽게 줄어들고 없어져가는 중이었다. 그래서 실제 암은 아니지만, 현재 암화(癌化)되는 과정에서 자연치유되는 것이라고는 말을 하지 않고, 서울 모 병원의 진단과 동일하게 암도 아니니 걱정할 것은 없으며 자연히 사라져가는 상황이니 없어질 것이라고 안심해도 된다고 하였다.

악성과 양성 사이

지금은 이렇게 중성을 믿는 양방의사도 있지만 불과 7년 전까지만 하여도 의학계에서는 악성은 악성, 양성은 양성으로 여겨졌다. 한 번 악성이라면 평생 악성이지 양성으로 전변될 수 있다고 생각하지 않는 것이다. 이론상 그렇게 배우지 않았기 때문이다. 다만 난 실제 진단을 통해 전변하는 것을 지켜볼 수 있었다.

악성에서 양성으로: 갑상선암 환자

양방에서 암 진단을 받기 이전에 내원한 환자가 있다. 진찰을 하니 이미 병증이 심하고 중하여 직장을 휴직하고 치료에 전념해야 한다고 권유해 치료하는데 병중하다고 하여 그 뒤에 양방 종합검사를 받아 보니 1차 갑상선암이라는 결과를 받았다. 그리고 환자는 스스로 자연치료를 결정하였다. 병발한 것은 수술로는 치료할 수 없고, 자연치유로 전체 몸을 다스려 치료해야 국소의 암도 나을 것이라고 생각한 것이다. 그러나 그는 다른 병증이 깊고 중하여 갑상선은 더욱 의미가 없는 상태였다. 갑상선암이 문제가 아니라 하초의 병이 위중하여 본원 치료만을 권유할 수 없는 상태였다.

완치를 보장할 수 없기에 치료를 권하기 어려웠는데, 환자가 스스로 본원의 치료를 선택하였다. 1년이 지나 환자는 경기도로 이사를 가게 되었고 거기에 의뢰한 한의원에서 치료를 받았는데 3년째 되던 해에 다시 내원하여 진찰해 보니 양성화되어 있었다. 그래서 정밀검사를 권유하였다. 검사를 해 보니 양성이라는 진단을 받았다. 양방병원의 의사는 암 진단을 받고 수술을 하지 않는 사람이 있으면 어리석고 희한한 사람으로 취급하였다.

양성에서 악성으로: 갑상선암 환자

과거 본원에서 종양 치료를 받았던 환자의 소개로 내원하였다. 갑상선 양성 진단을 받고, 지난 2~3년간 병원의 진찰을 받고 있었다. 지금까지 양성으로 진단되었으나 최근 진찰 결과 나빠져 혹시 암일 가능성이 있다고 해 조직검사를 실시하고 상태 파악차 내원하였다.

맥진을 해 보니 부활하며 삽한 기운으로 보아 악성이었다. 조심스럽게 이를 말하니 환자는 크게 충격을 받았고 내 진단을 의심하였다. 그런데 양방병원 진단 결과도 악성으로 나와 그 뒤 수술치료를 받았다. 다른 병소가 존재하였으나 환자에게는 의미가 없었다.

양성종양이 악성으로 전변되는 경우를 본다. 흔히 한 번 암이면 영원히 암이고, 양성이면 끝까지 양성이라고 생각하지만 양성에서 악성으로도 전변되는 것을 임상에서 볼 수 있다. 경증에서 중증으로 변화하는데, 종양의 양성 상태가 악성화되는 것은 더 쉬운 일이다. 물론 이렇게 되는 이유는 암을 일으킬 수 있는 충격적인 병인이 가세되었기 때문이다. 즉, 암화를 유발할 정도의 위해한 요인과 조건이 가중되어서 전변된다. 양성이 그대로 양성으로 존재하는 것은 악성화될 만한 요소와 상황이 없어서 그러하니, 결국 암은 일으키는 요인과 조건이 문제이다.

나는 직접 진단을 통해 처음에는 양성이었던 종양이 악성으로 변화할 수 있고, 위염·위궤양도 악화되면 암이 될 수 있음을 파악하였다. 만성 비염도 조직세포가 악화되면 코암으로 진행될 수 있고, 간염 환자가 악화되면 간암으로 발현될 수 있다.

맥진상 악성과 양성의 차이

유방암 환자가 다른 쪽에 양성의 병증을 유발하였다는 것을 어떻게 받아들여야 할까? 그것도 불과 2년 만에. 그럼 2년 전에는 어떤 상태였을까?

양성과 악성의 맥진 차이는 분명한 경우가 많다. 악성은 삽(澁)하거나 규(芤)한 상태로 암 조직이 그러하듯 맥진의 파동도 껄끄럽고 거칠고 불량하다. 반면 양성의 경우는 그 조직처럼 활(滑)하여 다소 매끄럽고 부드럽다.

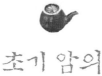

초기 암의
한방치료

　초기 암은 어떤 방법으로든 치료될 수 있는 가벼운 병증(자연 회복도 가능)이기 때문에 사실 큰 문제가 없다. 그럼 완치율이 100%일까? 그렇지는 않다. 그렇게 되지 못하는 데는 여러 원인이 있다.

　첫째, 미처 발견되지 않은 다른 부위에 더 중한 병증이 있어 이후 발현되는 경우
　둘째, 노화성 병증 상태에서 발생돼 주변 조직이 곧 암화되는 경우
　셋째, 선천적인 유전에서 발생된 암의 경우(초기 암 치료가 잘되어도 곧 다른 부위의 세포가 유전에 의해 암화됨)

그러나 모두 심신의 전체 진단을 하면 예방, 예측이 가능할 수 있다.

선천적 소아 뇌암

4세 남자아이가 뇌암으로 내원했다. 이는 선천적 원인에 의해 발생한 것으로, 양방진단을 통해 암 수술도 받았지만 곧 재발됐다. 재차 뇌 부위 제거 수술을 하고도 해결되지 못하자 다른 대안을 찾아 소문 끝에 필자의 병원을 찾은 것이었다. 필자의 진단 소견은 완치 가능으로 보였기에 이에 대해 설명했다. 그러나 안타깝게도 암 수술로 인해 손상된 뇌 부위의 장애는 평생 안고 살아야 한다는 이야기도 함께 전할 수밖에 없었다. 당시 한방치료는 필자의 병원을 포함한 한의원 3곳의 한의사가 기공치료와 약물치료를 하며 이루어졌다. 수개월 만에 소아는 예측대로 치료되었다. 채 1년이 걸리지 않았다. 한약 치료의 방향은 장부의 생기를 도와 뇌정을 튼튼히 하는 체질 처방의 치료였다.

소아 암 환자는 거의 불치 상태로 찾아온다. 끝까지 치료를 받는 경우도 거의 없다. 성인의 경우 1~2주 정도의 짧은 기간이라도 본원의 치료를 받으면 그 효과를 피부로 느끼기 때문에 자의적인 선택을 할 수 있지만 아이들은 스스로 판단할 수 없기 때문이다. 과거 의서에서도 소아 치료가 가장 어렵다고 밝히고 있다. 왜냐하면 말을 못하거나 제대로 자신의 상태를 표현하지 못해 내장 상태를 알기 어렵고 진단 또한 힘들기 때문이다. 그러나 소아 치료는 가장 효과적이고 빠르게 결과를 보여줄 수 있다. 문제는 진단능력이다. 오늘날 소아 암 병동에서 얼마나 적절한 치료를 하는지는 알 수 없는 일이다.

암 수술 이후의
한방치료

환자가 암 진단을 받고, 수술을 하지 않은 상태로 한방치료를 하겠다고 하면 사실 망설여진다. 완치시켜야 한다는 부담감 때문이다. 물론 정확한 심신진단을 통해 예후를 분명히 예측하여 적절한 치료로 성과를 나타낼 수는 있다. 특히, 초기~3기 정도의 암은 한방으로 치료하는 데 부담이 없다. 대체로 치료될 수 있는 병증 단계이기 때문이다. 그러나 암이 일정 크기 이상 성장한 경우-예를 들어, 위암 3기 전후, 폐암 3기 전후-에는 완치에 난색을 표할 수밖에 없다.

그러나 수술 이후 잔존암·잠재암을 치료하는 것은 어려운 일이 아니다. 수술 이후 잔존한 암 치료는 위중·위독한 경우를 제외하고는 거의 치유, 회복될 수 있다. 2013년 수술 이후 내원한 환자 중에 꾸준히 치료받은 환자 20여 명이 모두 긍정적인 성과를 보인 것이 이를 방증한다. 한의 진찰상 대부분 암증이 소실되었다. 장부를 건실하게 하는 전신적인 치료로 잔존암증은 쉽게 치유될 수 있다.

과거 15년간 암환자를 진단, 치료하면서 얻은 결론 중 하나는 적절한 수술요법의 유효성이다. 현대 양방치료의 탁월한 치료법이 있다면 수술요법이다. 과거 명의라 칭송되는 화타(華陀)도 수술을 하는 외과의사였다. 이처럼 서양의학의 수술 치료는 적절할 경우 사람을 살린다. 다만 문제는 '수술이 적응증인가?'이다. 미처 발견하지 못한 암증의 상태는 오히려 수술 이후 급격히 악화되어 환자를 위험에 빠뜨릴 수도 있다.

과거 한의학에서도 적지 않은 외과의들이 종양(腫瘍)에 대해 수술요법을 시행한 것으로 보이는데 외과서인『외과정의(外科精義)』를 보면 창저(瘡疽)에 '폄겸법(砭鎌法)', '침작창종법(針烙瘡腫法)' 등 수술치료요법이 광범위하게 행해졌음을 알 수 있다.

수술만큼 효과적인 치료법도 없다. 그런데 일정단계 이상의 병변에서 발생된 경우, 즉 국소적 암이 아닌 전신성(全身性) 질환에서 수술은 근치가 아닐 뿐만 아니라 경우에 따라서는 수술로 심각한 부작용, 악화를 가져올 수 있다.

과거에도 이러한 점을 인지하였다.『외과정의』에는 암 수술 후 재발과 그 심각한 부작용에 대해 다음과 같이 논하였다.

1. 오육(惡肉)이 모두 제거(除去)되지 않은 것을 알지 못하고

창구(瘡口)를 일찍 합(合)하게 되면 나중에 반드시 재발(再發)하게 되니……

2. 만약 창중(瘡中)에 독기(毒氣)가 모두 제거(除去)되지 않았으면 절대로 일찍 겸창(斂瘡)하지 말아야 하고…… 함부로 치료하면 비록 회복이 되어도 반드시 재발(再發)하게 된다.

3. 잘못 건드려서 터트리면 즉시 주위로 흔통(焮痛)이 뻗치고 적종(赤腫)하며 깊은 곳이 아프고…… 오래도록 궤(潰)하지 않고 누르면 혈(血)이 나와서 흐르는……

4. 함부로 창(瘡)을 개(開)하지 않도록 하여야 하며…… 위태로운 데 빠지지 않도록 하여야 한다.

5. 만약 창(瘡)에 임(䤵)할 때 창근(瘡根)에까지 매우 심하게 통(痛)할 때에도 억지로 임(䤵)하여서는 안 되니, 잘못 창(瘡)을 건드리면 흔통(焮痛)이 반드시 배(倍)가 되고 변증(變症)이 발생하게 되므로 신중하지 않으면 안 된다.

외과적 처치가 종양에 대한 시기와 상태에 맞지 않았을 때, 이후 발생되는 위해함을 직설적으로 지적한 것이다. 지금의 의료 상황에서도 꼭 살펴보아야 할 대목이라고 여겨진다.

수술 이후 불치 상태의 치료, 여성암 3기

여성암 3기(여, 40세)의 환자가 수술 이후 항암요법 중 그 고통을 견디지 못하여 대안으로 내원하였다. 살펴보니 치료 불가능한 상태라 소개자에게 그러한 사실을 알렸다. 그런데 그 이후에도 꾸준히 내원하였다. 다른 길이 없어서 그래도 치료해 보고자 하여 내원하는 줄로 알았다. 소양인 망음의 상태로 보신의 보음 치료를 위주로 하여 내장 상태를 보강하길 2개월, 그 사이에 회복, 치유 가능한 상태로 호전되어 "이제 치료하면 회복, 치유될 수도 있으니 정성을 다해 보자"라고 하였다.

그런데 알고 보니, 환자가 그동안 꾸준히 내원했던 까닭이 소개자가 환자에게 그 상태를 전달하지 않았기 때문이었다. 환자는 자신이 불치의 상태임을 알지 못한 채 어떻게든 치유되겠다고 작심하고 열심히 치료에 임했던 것이다. 반드시 나아야겠다는 환자 자신의 의지와, 지인들의 기도, 가족의 헌신적인 간호 등으로 환자는 치유를 맞이할 수 있었다. 다만 유일하게 환자의 남편만큼은 한방치료에 대해 검증되지 않았다며 끝까지 양방치료를 받길 원했다. 그러나 환자는 직업이 간호사였다. 늘 항암치료자를 지켜만 보다가 자신이 직접 '이렇게 환자가 죽어가는구나'를 체험하면서 대체방법으로 한방치료를 모색하였다고 한다.

수술 이후 난치 상태의 치료, 위암 3기

위암 3기가 지난 상태에서 암이 발견되어 수술 이후 항암치료를 받던 중 내원한 환자(남, 35세)가 있었다. 그는 소음인 체질로서 생명력이 크게 위약해진 상태로 망양의 말증에 근접하여 보양의 처방을 위주로 하였다. 치료는 2개월에 걸쳐 이루어졌는데 환자는 처방약보다, 지도받은 명상의 과정에서 스스로 병인을 깨닫고, 자신의 몸에 대한 무한한 책임과 함께, 상처 준 사람을 이해하고 용서함으로써 회개와 회한의 시간을 보냈다. 그런 가운데 병사가 소실되고, 병이 치료되어 갔다. 미진한 암이 남아 있을 때, 환자는 스스로 치료를 그만두고자 하였다. 거의 소실되는 상태였기에 상담 후 치료 중지를 승낙했다.

뒤늦게 안 사실인데 환자가 한방치료를 선택한 이유는 양방병원의 입원 중 살펴보니 이렇게 항암치료를 받다가는 죽을 수도 있겠다는 주변 정황 때문이었다고 한다. 암으로 죽어가는 환자를 보면서 나도 저런 상태가 되지 않나 불안감 때문에 친척인 의사의 만류에도 이를 뿌리치고 내원한 것이었다. 1차 치료로 치유된 것이 인연의 마지막이었고 몇 년이 지난 이후 안부 전화가 왔다. 어찌 보면 어려운 상태에서 방향만 제시했을 뿐, 환자 자신이 스스로 극복한 것이다.

이렇게 수술 이후 내원한 경우 중에서 가치(可治)인 경우에는 대부분 효과적인 치료성과와 치유의 결과를 나타낸다.

유방암 수술 이후 암 재발 환자

2005년 7월, 2년 전 오른쪽 유방암을 수술받은 40대 여성 환자가 내원하였다. 최근 갑자기 좌측에 종괴(腫槐)가 형성되어 환자는 악성(惡性)이라는 생각에 불안 초조한 상태였다. 과거 암환자라서 암의 가능성이 있다고 보았으나 진맥을 하여 보니 암증이 아니며 양성으로 소실될 수 있는 상태라 안심시켰다. 그 뒤 양방진단을 받았고 결과는 동일하게 진단되었다. 이후 본원의 치료를 받아 소실되었다.

유방암 수술 후 간 전이

한 남성 환자가 기력 부진 상태로 내원해 상담하던 중 얼마 전 부인이 운명했다고 했다. 유방암 수술 이후 항암요법 중에 간으로 전이(항암후 유 부작용이 원인)되어 그리되었다고 한다.

부인의 한방 진찰 과정을 보면, 1년 전인 지난 5월 유방암 수술 이후 4차례 정도 항암요법을 한다며 내원하였다. 그 뒤 10월 1회, 12월 12회, 1월 4회, 2월 1회, 3월 2회, 4월 23일~5월 3일까지 침 시술을 하였는데, 항암요법 시행 이후 복통 등으로 너무 힘들다고 하여 입원 치료도 하였다. 체질은 태음인 목양2형, 그 어떤 체질보다 항암요법, 방사선 등의 위해한 치료를 잘 견디는 체질이라 괜찮은 상태로 초기에는 침 시술만 원하여 그렇게 진행하였다. 한약 복용도 하긴 했지만 입원했을 당시 며칠 뿐이었고, 치료는 통증 완화 목적으로 한 침 위주였으며, 양방치료에 절대적으로 의존하고 있었다. 그러나 3월에도 양방에서는 간암으로 진단하지 않았다. 그 당시 진맥했을 때 벌써 암증이 간으로 전이되는 상태였기에 1차 경고를 하고 한방치료를 권유하였지만 치료로는 이어지지 않았다.

5월 진료기록을 보면 다음과 같다.

"우측 1지 미약 소실, 2지 실유여 좌측 1지 유긴활, 복통이 심하여 쪼그려 앉아 있다. 어제 꾸지뽕나무를 달인 물을 마셨다. 오늘 서울 병원 가는 날인데 복통으로 가지 못했다."

그리고 6월에 내원했을 때는 양방진단상 호전되고 있다고 했다며 환자가 좋아했지만 진맥해 보니 그렇지 못했다. '병증 유지 간맥의 병사 유지'. 환자는 삼림욕을 자주 다녔고, 일상생활 및 가정생활도 가능한 상태였으며, 21일 내원을 끝으로 침 시술도 마감했다. 그렇게 한방치료를 보조적 목적으로만 사용하던 환자는 9월이 돼서야 양방병원에서 간암 진단을 받고 색전술 치료를 상담하였다. 그때도 양방치료에 의존하고 있었고, 무엇보다 병색이 깊은 상태라 한방치료만 고집할 수도 없는 상황이어서 강하게 제안할 수 없었다. 그리고 그것이 마지막 진료였다.

"색전술 후부터 하루가 다르게 나빠졌고 악화되었어요."

양방병원에서는 재발 진단이 늦었고, 악화되는 중에 호전된다고 오진하였으며, 뒤늦게 재발이 진단되고, 색전술을 하는 과정에서 더욱 악화된 것이다.

이 환자는 초진 당시 병에 대해 무척 두려워해, 훨씬 어려운 유방암 말기 불치 환자 중에도 장기간 생존하고 있는 환자의 사례를 소개했다. 그런데 이 환자는 그렇게 운명하였고, 그때 사례로 들었던 불치 상태의 유방암 환자는 난치 상태이긴 하지만 지금도 건강하게 지내고 있다.

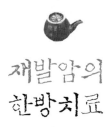

재발암의 한방치료

재발암의 상태는 실제 말기, 불치의 상태로 비슷하다. 대체로 2차 암의 경우에는 기존 1차 암의 치료에 의미와 가치를 없게 만들고 생명력을 크게 떨어뜨리는 경우가 많다. 암으로 사망하는 이유도 뒤늦게 발견된 말기 암, 혹은 암 치료 중 재발로 인한 경우가 대부분을 차지한다. 말기 암의 경우 치유 자체가 거의 불가능하고 생명연장적인 치료가 적절한 대안인데, 재발암의 경우는 상태에 따라서 치유가능하기에, 암 치료에서 생명보존의 영역으로 보자면 재발암을 막고 재발암이 발현 시 적절한 치료로 생명을 구할 수 있는 길을 찾는 것이라고 보겠다.

직장암 수술 이후 간으로 전이되어 재발한 환자

현재까지 치료 중에 있는 한 환자(여, 54세)는 처음 내원 시 진맥만으로도 얼마나 힘든 상태인지 느낄 수 있었다.

"이 몸으로 어떻게 여기까지 내원하였습니까? 손가락 하나 움직일 힘도 없었을 텐데."

환자는 직장암 수술 이후 곧 간으로 전이되어 재발된 상태에서 항암요법의 부작용이 너무 심해 도저히 치료를 계속 이어갈 수 없어 한의원에 내원하였다. 당시만 해도 심신이 크게 훼손되어 생명이 위중하였다. 그런데 치료를 시작한 지 3개월이 지나면서 몸의 상태가 개선되기 시작하였고 차츰 안정을 되찾아갔다. 그래서 "이제 몸 상태가 개선되어서 아마도 3~4년은 사실 수 있을 것입니다"라고 하니 기뻐하였다. 그런데 이후 7개월째 환자는 농담처럼 묻는다.

"3~4년밖에 살지 못해요?"

"의사인 내가 어찌 책임질 수 없는 말을 하겠습니까? 올해도 3~4년, 내년에도 3~4년, 내후년에도 3~4년 그러면 7~8년 이상 살겠지요. 다만 지금 상태로 보면 어떤 치료를 받지 않아도 앞으로 3~4년 그 이상은 살 수 있는 몸이라는 것입니다."

암이 일정 이상 상태로 자라면 그 어떤 방법으로도 암 소실이 불가능하여 완치보다는 장기생존 방안을 모색하는 것이 현명하다. 다시 말해 치유가 불가능한 위중한 상태에서는 안정적인 관리를 통해 병과 동고동락을 유지해야 한다. 다른 방법은 없다. 그런데 이러할 때 불행히도 사람들은 어떻게든 나으려고 하다가 극한 치료를 통해 오히려 더욱 악화되어 조기 사망에 이르곤 한다.

이제 이 환자는 치료 4년째를 맞이하였다. 2년 전부터 모든 일상생활이 가능하고 불편하거나 고통스러워한 증상은 일절 없었다. 그만큼 제반 건강 상태가 크게 증진, 개선되어 그 상태를 유지하고 있는 것이다.

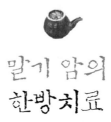

말기 암의 한방치료

　말기 상태란 한 장기의 생명력이 절(絕)해가는 과정이며, 현대 의학으로 치료불가능한 상태라고 할 수 있다. 치유가 불가능하기에 생명유지가 최선의 방법이다. 환자나 보호자는 이런 상황에 대한 정확한 인식이 필요한데, 그 이유는 '말기 암에서도 완치되지 않을까' 싶은 마음에 남은 생명력의 보존 없이 암을 제거하는 강한 치료를 하게 되면 생명 유지를 돕기는커녕 암의 악화를 촉진하고 남은 생명력마저 단축시키는 결과를 초래할 수 있기 때문이다.

　말기 상태는 맥진상 좌·우맥 모두 병세가 확연하고 병변 또한 확연하다. 또 어떤 한 장기의 맥만 훼손된 것이 아니라 두세 곳 이상이 병변으로 훼손되어 있다. 대체로 생존기간과 회복 가능성은 환자의 생명력에 의해서 좌우되는데 맥은 이를 나타내준다. 말기의 상태에서 중요한 것은 좌·우맥 중 하나의 맥이 삽울하거나 미약한 상태를 지나 절맥(絕脈)에 이르는지, 아닌지이다. 좌·우맥이 유근(有根)하여 근저를 유지한다면 장기생존이 가능하고, 미약한 기운으로 유지되면 위중한 상태다. 어느 한쪽이 미약함을 지나 욕절할 상태라면 더욱 위독하고 그 상태를 지나 한쪽 맥이 절하여 있다면 곧 운명에 처할 위기다.

따라서 말기의 치료는 생명력을 유지, 증진시키는 방향으로 방법을 선택하여야 한다. 만약 미약한 생명력일 때, 위해한 치료를 가하면 욕절하여 위독해지니 풍전등화(風前燈火) 같은 상태가 되고 만다. 말기의 상태를 치료한다는 것은 약과 침을 통해 장부의 상태를 개선하여 병증을 안정화시키고, 생명력을 키워 생명을 연장시킨다는 것이다. 특히 말기 중 불치 이전의 상태는 한의학 치료로 생명연장이 가능한 것으로 본다. 불행한 것은 절대다수가 적절하지 못한 치료로 어찌할 수 없는 상태를 경험한다는 데 있다.

폐암 말기 1개월 시한부

한 환자(남, 70세)는 폐암 말기로 치료 중 1개월 시한부 판정을 받고, 호스피스병원으로 옮기던 중 한방 진찰이 어떤지 마지막으로 살펴보기 위해 내원하였다. 진맥을 해보니 1년 이상은 생존 가능할 정도로 생기가 남아 있었다. 진맥의 결과를 말하니, 가족들은 도저히 받아들이지 못하고 어리둥절해했다.

그러나 처음에 힘들어서 택시만 타고 다니던 환자가 치료를 시작한 지 3개월 만에 걸어 다니게 되었고, 치료 6개월 만에 전신상태가 개선되자 본인 스스로 더 이상 치료를 받지 않겠다고 했다. 흉비, 기단, 체력저하 등의 상태가 소실되고 건강 상태가 증진되었기 때문이다.

그러나 그것이 마지막이었다. 1년 후, 당시 기적의 신약(?)이라고 하여 나온 시험용 이레사라는 항암약을 복용하다가 운명하였다. 초기에는 그 약이 '대단한 효과'가 있는 것으로 알려졌으나 곧 실체가 드러난 것이다.

당시 이와 유사한 사례가 더 있었다. 이 환자를 포함해 네 분의 임상사례를 모아 논문으로 발표하기도 하였다. 말기의 상태도 초중말(初中末)이 있으며 말기의 초중 상태에서는 어떤 치료를 받느냐에 따라 생존기간이 달라질 수 있다. 장기생존 가능성이란, 재발 암 및 말기 암 환자의 경우에 해당된다.

장기 생존한 말기 시한부 환자들

단골환자의 부친이 대학병원의 진단결과 위, 간에서 대장 등 주변 장기로 전이된 '말기 3개월 시한부 진단'을 받고 내원하였다. 초진상 불문진단의 진맥으로 그 원인(오래 지속된 병증이 있다가 최근 4개월 전후 어디다가 말 못할 큰 충격을 받아 암화로 발병)과 상태(한방치료 시 장기 생존 가능)를 파악하여 즉석에서 환자에게 말하자, 어떻게 진맥만으로 말하지도 않은 자신의 정황을 아냐며 놀랐다. 평소 무엇이든 쉽게 믿지 않은 환자의 신임(信任)을 얻어 치료를 시작했다. 환자의 집이 시골이라 그 근처 한의원에 의뢰해 본원의 침 시술과 약 처방대로 처음 6개월간 치료를 잘 받던 환자는 이후 치료를 제대로 받지 않아 초진 2년 만에 운명하였다.

또한 전립선-신장암으로 내원한 80세 환자도 재발의 말기 상태였는데 자신은 3~4년 정도 더 살고 싶다 하셨다. 사실 어려운 상태라서 뭐라 대답을 할 수 없었는데 다행히 치료 초기에 호전되어 2년간 생존할 수 있었다.

다른 폐암 말기 환자도 이런 식으로 3~4년 생명 유지가 가능했다.

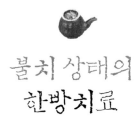

불치 상태의
한방치료

여기서 불치 상태란 어떤 치료로도 회복 및 생명유지가 불가능한 상태로 임종을 앞둔 시한부의 상황을 말한다. 대부분의 말기 상태가 그러하지만, 말기를 다시 초중말(初中末)로 나누어 볼 때, 말기의 초증은 장기생존 가능하고, 말기의 중증은 난치 상태로 예후가 불투명하며, 말기의 말증은 치료 불가능한 상태로 대개 6개월 이내 시한부이다. 그중 여기서 논하는 부분은 말기의 말증, '불치 상태'를 말한다.

위암 치유, 그러나 불행은 다른 곳에서

최근 치료한 사례로 한 환자(여, 40대)가 위암 2기인 줄 알고 수술을 진행하는 과정에서 개복하여 보니 말기로 나타나 불치 상황에서 내원하였다. 진맥상 양방의 진단과 마찬가지로 치료가 불가능한, 위중 상태라 조금이라도 호전이 되면, 생명 연장이라도 되지 않을까 해 정성을 다했다. 소음인 체질로 망양 말증에 이른 위중한 상태였던 환자에게는 보양의 처방밖에는 도리가 없었다. 그런데 입원 치료를 지속하면서 병세가 조금씩 호전되더니 치료 시작 4개월이 넘자 암이 점차 소실되어 갔다. 기적처럼 환자의 몸에서 암이 존재하지 않게 된 것이다. 환자는 주위 간호사나 병원 직원들이 보기에도 고통의 순간 외에는 암환자 같지 않게 정말 밝았다. 이는 암과 죽음에 대한 어떤 두려움과 주의가 없었기 때문이라고 본다. 기적의 치유가 가능한 이유를 생각해 보면, 환자가 지닌 창조력·회복력이 탁월하였기 때문이자, 치료에 절대적인 신뢰를 가지고 있었기 때문이었다. 한의학적 치료 가치는 실로 회복이 어려운 고통스러운 상태에서 다소 나아지는 병증 상태까지 호전시키는 데 한의학적 치료성과가 있었다고 보며, 그 이후에는 그가 가진 자연치유의 힘이 컸다.

안타깝게도 불행은 그 후에 일어났다. 환자는 어떤 불건강한 일을 경험하면서 음식을 거부하기 시작했다. 진찰해 보니 췌장이 좋지 않았다. 양방검사는 이를 진단해 내지 못하다가 5개월이 지나서야 진단한 것이다. 식사를 못하게 된 지 수개월이 지나서도 소화기관 등 양방검사상 모든 것이 정상이었다. 처음 먹지 않기 시작했을 때 적절한 치료관리를 받았어야 하는데 그렇지 못한 상황이 이어지면서 악화된 것이다. 그제야 양방치료를 받는 중간 중간 내원하였지만, 그때는 이미 먹으려고 해도 몸에서 소화, 흡수할 수 없는 상태였다. 암 때문이 아니라 먹지 못해서 불행이 왔다.

자궁암 · 대장암 재발, 간암 · 폐암 전이 환자

자궁과 대장 주변에 3회에 걸쳐 암이 재발돼 수술 및 항암 치료를 하다가 간, 폐 등으로 전이되어 불치의 상태인 환자(여, 60세)가 내원했다. 환자를 진맥하니 비록 불치의 상태이긴 했으나 타고난 장수자의 생명력, 놀라운 회복력을 지니고 있었다. 이에 설명을 하고 한번 치료를 해보자고 하여 치료에 들어갔다. 환자는 태음인 목양체질로 내장기운은 거의 절해가는 미약한 상태라 체질 보강 치료를 실시했다. 그리고 그 뒤 기적 같은 치유가 일어났다. 치료 시작 1개월 사이에 밑바닥의 몸 상태에서 한 계단, 한 계단씩 수직 상승하면서 몸 상태가 전반적으로 개선되었고 치료 6개월이 지나자 재발 전이된 간과 폐의 암이 모두 소실되는 기적을 보였다. 다만, 진찰해 보니 배꼽 아래 자궁과 대장 부위가 수술하면서 꼬이는 바람에 암이 엉켜 잔존하고 있는데, 그곳은 도저히 치유할 수가 없는 상황이었다. 그래서 환자와 보호자에게 만약 스트레스가 심하면 그곳에서 암이 촉발되어 재발현될 수 있으니 현재의 몸 상태를 유지하도록 잘 다스려야 함을 강조하였다. 그런데 그 뒤 환자가 잘못된 믿음을 갖게 되면서 자신을 죽음으로 인도하는 기도를 올리는 바람에 적절한 치료도 받지 못한 채 악화되고 말았다.

말기 암 통증으로부터 잠깐의 해방

환자의 자녀가 내원하여 상담하기를, 부친(남, 70대)이 다소 건강 상태가 좋지 않아 양방검사를 하였는데, 암 진단을 받았고 처음에는 1년

이상 사실 수 있다고 하더니 1개월도 안 되어 6개월, 또 곧 얼마 되지 않아 1~2개월도 살기 어렵다고 한다며 현재 근처 병원에 입원 중인데 극심한 통증과 이로 인한 수면장애, 또한 식사조차 힘든 상태라며 본원에 입원하길 희망하였다. 본원이 한방병원이라서 위독한 환자를 볼 수 없을뿐더러 상황을 들어 보니 어찌할 수 없는 불치 상태라 아무런 도움이 되지 못할 것이라고 하였다. 그래도 보호자는 환자를 휠체어에 어렵게 태워 내원하였다. 환자의 상태를 보니 의자에 앉아 있기도 어렵고, 의식도 명료하지 않았다. 또한 진맥을 해보니 좌우 맥은 생기를 잃어 어찌할 수 없는 위독한 상태였다. 그럼에도 보호자가 간절히 원하였기에 할 수 없이 한약 1일분과 침 시술을 가볍게 하였다. 그런데 그날 하루의 치료로 암 진단 후 3개월간 지속된 극심한 고통에 시달렸던 환자가 처음으로 편하게 수면을 취할 수 있었다며 보호자가 무척 기뻐하며 내원한 것이 아닌가. 그리고 보호자는 환자의 약 처방을 간절히 원했다. 하지만 이미 어찌할 수 없는 상황임을 알기에 마냥 기뻐할 수만은 없었다. 그렇게 두 번에 걸쳐 내원하였고, 환자는 그 뒤 곧 운명하였다.

드물지 않게 말기의 불치 상태에서도 어떤 양방 진통제보다 한약과 체질침 처방이 확실히 암의 고통을 효과적으로 줄이는 것을 볼 수 있다. 그러나 말기의 말증에 접어든 경우에는 운명을 피할 수 없다.

지금까지 불치 상태의 환자조차도 생명을 연장하고, 고통을 줄여주는 놀라운 한의학의 힘을 살펴보았다. 그러나 너무 늦으면 이조차도 할 수 없는 것이 사실이다.

아무것도 손 쓸 수 없는 불치의 사례들

한번은 양방치료로 치료가 불가능하게 되자 모 한의원에서 치료를 받아 한때 좋아지는 듯하다가 악화되어 내원한 환자(여, 70대)가 있었다. 살펴보니 의식도 명료하지 못하고 물도 마시기 어려운 힘든 상태였다. 진맥상 미약한 생명력만 유지하고 있어 호스피스 병원에서 관리해야 할 시한부 상태로 어떤 치료도 의미가 없는 상황이었는데, 가족 한 분은 어떻게든 치료해 보자 하였다. 보호자가 원하여 임종을 우리 병원에서 맞이하기로 했다. 나는 정말 불치의 상태에 접어들면, 어떤 방법도 해결할 수 없다는 것을 알기 때문에 어떤 치료도 권유하지 않는다.

또 다른 환자(여, 40대)는 진맥에는 암증이 보이지 않았으나 양방진단 이후 내원하여 기 측정으로 살펴보니 담도에서 시작하여 척추를 타고 유방에 암이 전이된 상태였다. 그런데 환자는 자연치료를 한다며 대체요법·자연요법으로 지내다가 1년 8개월 만에 내원하였다. 최근 3주 전에 급격히 악화되어 2주 전부터는 물도 마시기 어려운 상태로 기력도 크게 부진하여 앉아 있기도 어려워하였고, 전신이 옅은 황달 상태였다. 환자는 암이 간담 부위 및 위까지 전이된 상태였을 뿐 아니라 생명의 끈인 맥이 미약하여 곧 절하려는 상황이었다. 거의 일주일 시한부였다.

이처럼 불치의 상태로 악화되면 그 어떤 치료도 할 수 없다. 따라서 치료는 치료 가능할 때, 적절하게 받아야 한다.

가치(可治) · 난치(難治) · 불치(不治)의 차이

암은 난치병이다. 하지만 암은 치유될 수 있다. 암을 치유하기 위해서는 조기 진단과 적절한 치료가 요구된다. 잠재암·미발현암의 상태를 포함하여 암의 3기 이내의 상태, 재발 암이라고 하여도 환자의 의지와 생명력 정도에 따라서 암의 치유가 가능한 경우가 있다.

암은 가치의 상태에서 치료해야 한다. 가치의 시기를 놓쳐 부적절한 관리를 하게 되면 상태는 악화되어 난치, 불치로 빠진다. 말기 암에서도 간혹 기적과 같이 치유된 경험이 보고되고 있지만 이는 진단의 오류가 있거나 병증이 실제는 깊지 않고, 환자의 생명력이 매우 탁월한 경우에 해당된다고 할 수 있다.

난치란 치료가 어려운 상태로 암과 함께 생존하도록 수년 동안 치료, 관리가 필요한 경우이다. 치료 6개월, 12개월이 되어도 치유되지 않으면 암은 낫지 않을 상황이므로 암과 동고동락하도록 해야 한다.

불치는 치료 불가능한 위중한 상태이므로 어떤 치료법도 소용이 없고 대부분 생명이 6개월 이내 남은 경우를 말한다. 이때는 좌우 맥이 미세하고 욕절하다. 대부분 뒤늦게 발견하여 그리되지만 가치 상태에서 오치(誤治)로 인해서 그런 상태로 빠진 경우도 있으니 암 진단 이후 치료방향을 잘 선택해야 한다.

환자의 선택이
운명을 바꾼다

양방치료를 끝까지 선택한 암 환자

1년 전 간암 진단을 받았다는 한 환자가 내원했다. 당시 국소 종양으로 작으며 별다른 기미를 보이지 않아 추이를 지켜보고 있었는데 1.4cm였던 종양이 최근 1개월 만에 1.8cm로 확인되어 이제는 치료가 필요할 것으로 판단해 수술을 예정하고 있는 상황이었다.

별다른 증상은 없는 가운데 진찰을 하면서 진맥하니 좌우 침안시 세삽울한 기운으로 보아 간 전체의 암증과 함께 복부에 전이된 불량한 상태였다. 이러한 진맥의 결과를 바탕으로 환자를 상담하였다.

"국소 상태가 아니라서 국소만 보고 수술할 경우 개복하여 뒤늦게 내부의 암을 발견하게 될 것입니다. 그럼 항암요법을 시행할 텐데 현재 생명력의 기운이 몹시 쇠약한 데다가 방사선 항암요법까지 시행한다면 곧이어 불치의 상태로 빠져 예후가 불량할 수밖에 없습니다.”

그리고 비슷한 사례를 들면서 위중한 경우에는 양방진단의 한계를 거론하고 가능한 한 다른 대체치료나 본원의 한방치료를 받을 것을 권유하였다. 그럼에도 만약 정해진 수술을 하겠다고 한다면, 시행하기 이전까지 그리고 수술 이후 상태가 확인된 후 곧 바로 본원의 치료를 받는 것이 좋을 것이라고 권유하였다. 수술 이후 방사선 항암요법을 시행한다면 6개월 이내에 필자도 어쩔 수 없는 불치 상태로 악화될 수 있다는 예상 결과까지 알렸다.

그러나 대부분의 환자가 그러하듯, 절대적으로 신뢰하는 양방병원의 양방치료를 받았다. 그리고 예상대로 초진 이후 8개월이 지나 재차 내원하였다. 내 예측대로 수술하고자 개복해 보니 국소 암이 아니라 전이된 난치상태가 확인돼 이후 방사선 요법을 실시하였으나 임파 전이가 급속히 악화, 확산된 상태였다. 배통이 심해 수면장애를 겪고 있으며, 기력부진 · 허손허탈 · 식욕상실 · 소화불량 등의 증세를 보이는 위중한 상태였다. 이전에는 별다른 증상은 하나도 없었는데, 이제는 너무도 고통스러운 상황이 된 것이다. 방사선 치료 이후 흉골 및 쇄골 등의 부위로 임파선 전이된 암이 커져 크기가 메추리알 정도로 잡히고 있고, 그 암중 부위에서 통증을 호소한 것이다. 그것이 마지막 진료였다. 이후 환자는 곧 운명한 것으로 확인되었다.

환자의 생사가 갈리는 상황에서 의사는 보다 신중하면서도 보다 분명한 치료의 방향을 제시해야 한다. 이는 단순한 경험이나 예감이 아니며 암 진단과 20년의 임상 경험을 바탕으로 한 100% 확실한 진단력이다. 그런데 환자 및 보호자는 이러한 의사의 간곡하고 무한한 책임감으로 조언하는 것을 소홀하게 여긴다. 보이는 것이 전부가 아닌데, 보이는 것이 전부라고 생각한다. 운명이 바뀔 수 있는 상황에서 결국 선택은 환자의 몫이다. 자신의 운명을 스스로가 아닌 누가 바꿀 수 있겠는가.

어떤 환자에게도 양방치료를 거부하거나 피하라고만 하지는 않는다. 오히려 가능한 한 양방의 진단을 받고, 양방치료에 응하라고 하는 경우가 종종 있다. 또한 암 환자라도 생사의 갈림길에 선 사람을 제외하고는 본원의 치료만을 권유하지 않는다. 그 이유는 그 이전 단계와 상태에서는 내가 무슨 말을 한다고 해도 어차피 본원의 치료를 받지 않고, 다른 치료 이후 뜻하지 않게 악화된다고 하여도 지금 당장 죽는 것은 아닌 상태이기 때문이다. 설사 그 치료로 인해 치료의 가능상태에서 치료가 어려운 난치의 상태로 악화된다고 하여도, 내 치료만을 고집할 수 없는 것이 우리 한의계와 필자 위치이다.

위중한 상태, 생사의 갈림길에 서 있는 경우에는 내가 사례를 들면서 권유하는데도 불구하고 불 속으로 뛰어드는 사람들이 많은 것을 보면서, 서양의학을 절대시하는 대중의 무지에 깜짝깜짝 놀라곤 한다. 무조건적인 신뢰는 결국 파멸로 이어지기 쉽다. 지금 양방병원이 그

속에 있고, 어쩌면 나도 원치 않게 그런 사람이 될지도 모른다는 마음
에 자중한다.

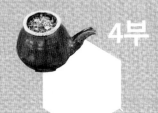

4부

한의학으로
체질을 말하다

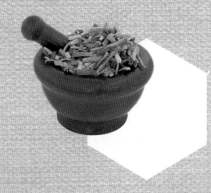

- 선천적인 허약 체질
- 체질을 통한 병의 진단
- 건강 단계의 분류

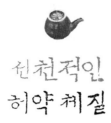

선천적인
허약 체질

한의학에서는 허실(虛實)의 몸 상태가 있다. 허(虛)는 부족·저하를 의미하고 실(實)은 과다·항진을 의미한다. 그중 허의 상태에 대해 논하여 보자.

장부의 허증은 제외하고 기혈음양으로 볼 때, 기허(氣虛)와 혈허(血虛), 기혈양허(氣血兩虛) 그리고 양허(陽虛)와 음허(陰虛)의 상태가 있는데 모두 조금 차이가 있다. 그 상태를 환자의 주소증이나 증상만 가지고 구분하기에는 명백한 한계가 있지만 환자의 진맥을 통하면 명확히 구분할 수 있다.

기허의 상태는 혈이 아직 받쳐주기에 맥상이 조금 약하나 활한 기운이 남아 유지되는 경향이 있다. 그러나 혈허의 상태는 유활한 기운이 부족한 혈기를 느낄 수 있다. 그리고 기혈양허의 상태는 맥의 기운도 쇠약하고 활유한 기운도 떨어져 허약하다. 양허는 맥허함이 심하고 음허함은 맥이 유약하다. 그 외 예를 들면 담음은 분명 활한 기운이 좌우 모두 유지되고, 어혈이 있으면 삽규한 형상이 노정된다. 이러한 상태를 진단하여 보니 한의학적 진단 가치보다 치료 가치가 우수함을 느낀다. 의외로 많은 환자들이 기혈허·음허·양허의 상태가 존재하고, 기운이 없고 피곤하고 힘이 없다고 하나 실제는 담음의 노정이나 의욕 감퇴에서 비롯된 경우도 허다하다. 이는 오늘날 유행하는 해독·정화요법을 필요로 한다. 단식·선식도 이런 분들에게 필요하겠다. 녹용을 복용하지 않고 웅담을 구하여 복용했더니 피로가 가시고 정력이 좋아진다는 경우도 이와 같다. 다시 말해 미병의 상태로 보이는데 건강상 필요에 의해서 많은 사람들이 영양제·건강기능식품·한약제품을 사용하고 있으나 적절한 경우가 드물다. 간혹 환자 가운데 '보약을 복용해도 소용이 없다'고 한 경우도 적절하지 않은 처방이었다는 것을 보여준다. 다시 말해 기혈허약도 아닌 담음정체로 피로한 것인데, 보신의 처방을 하였다면 어떻게 반응이 나타나겠는가? 또한 양허의 허약 상태인데 음허의 보음 보약을 복용하면 환자는 무슨 효과를 느끼겠는가? 단순한 기허·양허의 허증 구분도 못하니 한약이 평가절하되고 있는 것이다.

"어려서는 병약했는데 성장하면서 건강해졌습니다."(40대)

"어려서부터 선천적으로 건강하여 아프지도 않았는데, 젊어서 건강

관리를 잘못하여 나이 들어서 상태가 좋지 않습니다."(60대)

전자는 선천적인 허약함이 건강에 부정적인 영향을 미치고 있지만, 살아오는 과정에서 건실해졌기 때문에 그나마 건강한 모습을 보이는 상황이다. 후자는 현재 노년의 아픈 원인이 선천적인 건실함과 무관하게 젊어서 불건강한 삶을 살아 중년 넘어 다소 건강이 불량함을 밝힌 것이다.

허약(虛弱)·부실(不實)·건실(健實)의 진단은 15년이 넘지만, 선천적인 허실의 정도를 정확히 진단하게 된 것은 사실 오래되지 않는다. 대략 5년 전부터 동양의학에서 말하는 좌신(左腎) 우명문(右命門)의 학설과 연관되어 좌측 척맥에서 후천적인 현재 상태의 건강을, 우측 척맥에서는 선천적인 유전적 건강함을 살펴볼 수 있다는 것을 알게 되었다. 앞서 환자를 예로 들면 40대 환자는 좌측 맥은 다소 건실하나 우측 맥이 다소 부실함을, 뒤의 60대 환자는 그 반대의 상태인 것이다.

아이의 진단도 동일하게 한다. 장부의 맥상을 살펴서 오장육부의 건실함을 보고 선천적인 허약 유무와 그 정도를 파악한다. 부모는 자신의 아이가 허약한지, 건실한지 잘 모르는 경우가 종종 있다. 밥 잘 먹고, 감기 잘 들지 않고, 어디 아프다는 소리를 하지 않으면 건실한 것으로 여기고, 또한 밥을 잘 먹지 않고, 감기를 자주 앓거나 자주 여기저기 아프다고 하면 병약한 것으로 알고 있다. 그러나 장기가 부실함이 심하여도 주변 환경이 좋으면 몸이 편할 수 있고, 장기가 원래 건실하나 상황이 불량하면 심신증으로 식욕 부진이나 아플 수 있다. 아이의 표면 상태만 보아서는 건강한지, 허약한지 분별할 수 없으며 진맥을 통해서 확인해야만 정확한 판별이 가능하다.

드물지 않게 40, 50대 환자에게서도 자신이 어려서부터 병약해서 지금까지 이러하다고 하는 경우를 볼 수 있다. 그동안 삶의 과정에서 극복하지 못한 문제도 있을 수 있으나 어찌되었건 선천적인 허약은 그렇게 오랜 시간 불건강함을 야기할 수 있다.

한의학은 오래전부터 허약한 상태를 진단하고 치료해 왔다. 허약아(虛弱兒)의 체질개선이라는 말은 누구나 사용하는 일반적 용어가 되었다. 그런데 그 정도를 객관적으로 보여주지 못하는 한계가 아직까지 있다. 이는 어쩔 수 없는 것이 허약이란 기질보다 기능적인 상태이고 의료기기상 분명하게 나타내지 못하는 한계가 있기 때문이다. 기능적이라고하여도 이것이 고착성을 가지고 지속되기 때문에 심각한 건강상 장애로자리 잡을 수 있다. 그러기에 객관화가 필요한데, 성장발육이 저조하거나 혹은 만성적인 감기를 앓거나 혹은 복통 소화불량을 자주 호소하거나 하는 증상들을 지표로 하여 데이터화한다면 어떤 검증할 수 있는 틀이 나오지 않을까 생각해 본다.

유전적 원인으로 암에 걸린 10대 환자, 유전에 의한 우울증인 줄 알았으나 현실 문제였던 또 다른 10대 자살기도 환자, 유전에 의한 당뇨 환자와 유전과는 관련이 없던 혈압환자 등 다양한 경우들이 있다.

이러한 병의 유전성을 진단하기에 앞서 선천적인 부실 정도를 파악하는 것도 중요하다. 여기서 말하는 유전적인 상태 진단은 이미 고착화된 선천적인 질환을 의미하지 않는다. 다소 가변적이나 분명하게 미치는 유전적인 불건강한 요소(알레르기·암·당뇨·고혈압·파킨슨·심신증 등)를 말한다. 선천적·유전적 부실 상태를 인식해야 해결할 길도 찾을 수 있다.

그렇다면 선천적 허약 정도는 어떻게 확인할 수 있을까? 우측 척맥을 통해 유전적인 부실함과 그 병사의 에너지 정도를 살펴본다. 우측 척맥이 건실하다 함은 유전적인 부실과 그 병증이 존재하지 않고 건강한 유전자를 가지고 태어났다는 것을 의미한다. 그 부실과 훼손 정도에 따라 선천적·유전적 문제의 정황을 예측할 수 있다.

이는 어떤 치료법으로도 그 부실과 훼손 정도의 회복이 쉽지 않다는 것을 의미하기도 한다. 그러기에 선천적·유전적 문제는 환자가 자기화된 상태로 자각(自覺)하지 못하기에 자성(自省)할 수 없고 자제(自制)하지 못하여 자치(自治)하지 못한 결과를 가져온다. 유전의 한계를 말하는 것이다. 많은 사람들이 잘못을 반복하고 질병에 쉽게 노출되는 이유도 자신을 통제하는 데 어려움이 있기 때문이다. 그래서 수련이 필요한지 모른다.

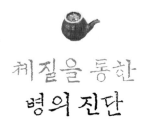

체질을 통한
병의 진단

한의학에서 이야기하는 체질이란 많은 사람이 알고 있듯 이제마의
'사상체질'을 말한다. 이제마는 『동의수세보원』을 저술하면서 사상의학
을 창안하였다. 그의 과학성은 오늘날 한국한의학연구원의 사상체질객
관화사업으로 입증되고 있다.

필자는 대학시절 사상의학을 처음 접하였고, 1992~94년 우천 박
인상 교수의 강의를 들었으며, 1995년 8체질의학을 공부했다. 그리고
1992년 개원 이후 현재까지 사상의학을 중심으로 처방, 치료를 하고 있
다.

전문가마다 사상체질에 대한 입장이 조금씩 다른 이유는 보는 눈이
조금씩 다르기 때문이다. 이는 어쩔 수 없지만 공통된 분모가 크기 때문

에 사상체질의 존재와 상태 인식에는 별다른 문제가 없다. 다만 사상체질의 존재 그 자체가 과학적으로 입증되지 못한 상황에서 진단의 정확성이나 그 우열을 가리기가 어렵다. 그 대안으로 치료의 실제 현장에서, 즉 치료성과를 통해 역으로 사상의학의 우수성과 그 진단의 의미와 수준을 평가할 수는 있을 것이다.

진단은 형상기상을 살피는 망진과 체형 용모를 살펴보는 망진을 포함한 복진 그리고 체질 맥진을 통해 판별할 수 있고, 그 정확성은 침 시술 반응과 약물 처방의 유효성으로 확인될 수 있다.

필자는 현재까지 맥진과 기 측정을 통한 사상처방을 위주로 처방하였으며 자체 평가상 유효율은 90%를 넘어선 완전한 것으로 보인다. 장기간 체질 처방 운용과 연구, 다양하고 적지 않은 환자의 치료 경험을 바탕으로 2007년에는 한국한의학연구원의 사상체질진단 객관화사업에 참여하게 되었는데, 이로써 본원이 유일한 민간 한방병원이 되었다. 사상체질진단 객관화사업의 위탁연구사업은 현재까지 매년 재검증되어 지속되고 있다. 참고로 사상의학의 원전『동의수세보원』을 2005년에 해설을 하였고 12년부터 재해설을 시작하여 14년까지 정리하여 출판할 계획이다(그 연구자료는 다음 카페 희망의 한의학 참조 http://cafe.daum.net/newdoctor1).

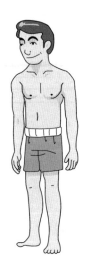

태음인
- 골격이 좋고, 살이 찜
- 지구력, 책임감, 적응력
- 원활한 땀 배출이 건강신호
- 호흡기, 순환기 건강 유의
- 해물류, 채소류 등 저지방 식단 필요

태양인
- 상체 발달, 하체 빈약
- 사교성, 사회성
- 원활한 소변 배출이 건강신호
- 간 건강 유의
- 해물류, 채소류 식단 필요

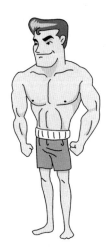

소음인
- 대체로 작고 왜소
- 온순·침착, 세심·꼼꼼
- 원활한 소화활동이 건강신호
- 찬 음식 유의
- 덥고 매운 음식과 어울림

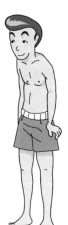

소양인
- 상체 발달, 하체 빈약
- 민첩, 강인, 적극적
- 원활한 배변활동이 건강신호
- 비뇨기·생식기 건강 유의
- 찬 음식과 어울림

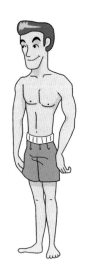

팔체질의학이란?

권도원 선생님이 창안한 의학으로 인간을 변하지 않는 여덟 가지 체질로 구분하여 이를 바탕으로 병을 치료하는 것이다.

팔체질의학에서는 인간의 내부 장기 5장(간장·심장·췌장·폐장·신장)과 5부(담낭·소장·위·대장·방광)에 각각 상대적인 강약이 존재하며 그 배열을 여덟 가지로 보고 있다. 그중 양은 5장에 대한 것, 음은 5부에 대한 것이다.

· 수양체질: 신장이 강하고, 췌장이 약한 체질(신장 > 폐장 > 간장 > 심장 > 췌·장)
· 수음체질: 방광이 강하고 위가 약한 체질(방광 > 담낭 > 소장 > 대장 > 위)
· 목양체질: 간이 강하고, 폐가 약한 체질(간장 > 신장 > 심장 > 췌장 > 폐장)
· 목음체질: 담낭이 강하고 대장이 약한 체질(담낭 > 소장 > 위 > 방광 > 대장)
· 금양체질: 폐가 강하고 간이 약한 체질(폐장 > 췌장 > 심장 > 신장 > 간장)
· 금음체질: 대장이 강하고 담낭이 약한 체질(대장 > 방과 > 위 > 소장 > 담낭)
· 토양체질: 췌장이 강하고 신장이 약한 체질(췌장 > 심장 > 간장 > 폐장 > 신장)
· 토음체질: 위가 강하고 방광이 약한 체질(위 > 대장 > 소장 > 담낭 > 방광)

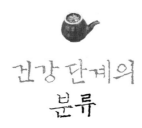

건강 단계의 분류

기(氣) 측정을 통해 환자의 기운을 파악하면서 건강수준이 있음을 발견하였고 건강 단계를 8~10단계로 분류할 수 있음을 확인하였다. 2002년경이다. 5년 전 기 측정을 터득한 이후 삼부구후맥을 통합한 체질 맥진을 한 지는 3년째였다. 처음에는 건강 상태가 있음을 알았지만 구체적으로 세세히 구별하지는 못했는데 그해 『암환자의 임상사례집』을 정리하면서 완전하게 확인되었다.

사람의 건강 수준은 다음의 단계로 나누어서 볼 수 있다.

최상의 건강 상태 ⇒ 일반 건강 상태 ⇒ 반 건강 상태(경증輕症) ⇒

질병 상태(중등도中等度 초증初症, 중증中症, 말증末症) ⇒

중증(重症) ⇒ 위중(危重) ⇒ 위독(危篤) ⇒ 운명

이러한 내용은 세계에서 유일할 수도 있는 놀라운 발견이라고 생각하였는데 이후 2007년『동의수세보원 사상본초권』을 보니 동무 이제마 선생이 명맥(命脈)에 의한 건강수준을 100년 전에 이미 분류하면서 '명맥실수(命脈實數)'라 하여 다음과 같이 나누고 있었다. 최초의 발견과 분류체계는 동무께서 이미 하신 것이었다.

신선(神仙) ⇒ 청낭(淸朗) ⇒ 쾌경(快輕) ⇒ 강녕(康寧) ⇒

외감(外感) ⇒ 내상(內傷) ⇒ 뇌옥(牢獄) ⇒ 위경(危徑)

이처럼 필자가 나눈 건강 단계와 그 구체적인 내용이 이제마 선생의 것과 거의 동일하게 일치되었다.

흔히 건강수준이 낮거나 높다고 논하지만 또 건강수준을 평가하기도 하지만 체계적이며 과학적인 도구는 아직 없다. 물론 필자가 논하거나 동무가 논한 건강수준, 명맥실수를 누구나 평가할 수 있는 것은 아니지만, 분명한 체계와 수천수만의 반복 재연성, 일정한 이치와 법칙에 따른 과학성을 지니고 있다. 이러한 발견을 한 이후에 그 어떤 환자가 와서 생사의 진단부터 예후 상태에 이르는 진단에까지 크게 벗어난 적이 없었고 생명력의 경우, 지금은 의도적으로 삼가 논하지 않지만, 명맥실수가 하루 이틀에서 수일, 1주일, 1개월, 6개월, 1년에 이르기까지 진단하기도 하였다.

체질병증에 따른 건강 단계의 발견은 의학의 새로운 장으로 존재한다. 오늘날 건강의료의 화두는 질병 예방이며 건강관리, 웰빙(Well-Being)이다. 이를 위해서 수많은 건강법과 대체보안요법, 건강식품들이 넘쳐나고 있다. 하지만 사람마다 다른 건강수준파악이 되지 않아서 어떤 것이 필요하고 좋은지는 다소 불투명하다. 이로 인해 국가적으로 낭비가 적지 않고 그 오남용의 피해 또한 크다. 사람마다 다른 건강수준과 상태를 파악한다면, 그에 합당한 건강법-식이, 운동, 취미, 생활요법 혹은 적극적인 치료-을 찾을 수 있고 필요에 따라서는 암이나 심장병, 중풍 등 중병의 상태를 예방할 수도 있으며 중병의 상태라고 하여도 건강관리를 통해서 치유나 관리에서 최적의 효과를 보일 수도 있다. 의사로서 무엇보다 환자의 건강 상태를 파악할 수 있다는 것만으로도 의학적인 치료방향이 보다 정확해진다.

마
치
는
말

양방 의료는 질병 그 국소적인 병변 상태를 진단하고 치료함을 주 포인트로 삼아서, 치료 목표는 병 그 자체가 된다. 어떻게 하던 병만 치료되거나 없어지면 건강해질 것으로 생각한다. 그러나 양방 의료기기는 병 들어가는 과정을 이해하거나 진단하지 못하는 경우도 많다. 그래서 제법 자주 중병의 병발을 막지 못한다. 우리나라에서는 매년 막대한 국가 예산을 투입해 국민건강검진을 실시하고 있다. 중병의 진행을 막고 조기에 치료, 회복하고자 하는 것이다. 하지만 그 역할은 미미하다. 해가 갈수록 국민병(당뇨 · 혈압 · 암 · 심혈관계질환)이 늘어가는 현실이 이를 증명한다.

그뿐 아니라, 이미 병든 상태조차 잘 진단되지 않는 경우도 있다. 그러한 경우라 하더라도 현 과학과 의료의 한계로 어쩔 수 없는 것이라 한정

지어 아무런 책임을 지지 않는다. 여기서 더 큰 문제는 현재 서양의학의 이런 미흡한 부분을 한의학 진단을 통해 일정 부분 보완, 대체할 수 있음에도 불구하고, 이를 소홀히 한다는 데 있다. 어떤 때는 완전히 무시하고 폄하함으로써 한의학적 연구발전을 가로막기도 한다.

실제로 한의학계 의료인들이 사회적으로 정당하게 역할 수행을 하고 있는데 서양의료계 일부에서는 그것을 방해하려는 움직임도 있다. 독립 한의학법의 재정을 결사반대하는 것이 그 한 예이다. 물론 이는 1차적으로 이익 위주의 자본주의 의료체계, 양·한방의 배타적 의료체계가 원인이긴 하지만, 의료인의 기본 양심상 다소 문제가 있는 행위라고 할 수 있다.

예를 들어, 신문을 보니 유명 연예인 한 분이 간암 말기 진단을 받은 지 2개월 만에 운명했는데, 그렇다면 그는 적어도 말기 상태로 1년 이상 보냈을 것이며, 암 발생은 최소 3~5년 전에 일어난 일일 것이다. 만약 2~3년 전에 한의학적 진단을 정확히 받고 적절한 치료를 받았다면 생명을 구할 수도 있었을 것이다.

앞서 언급하였지만 필자의 경우 암 진단을 시작한 지 15년이 되었으나 조기에 암 진단을 하여 치료한 환자 중 단 한 명도 운명한 사람이 없다. 이는 조기 진단하였으나 무시하고 방치거나 혹은 다른 엉뚱한 치료를 받아 운명하는 사례를 통해 더욱 극명하게 보여준다.

병을 조기에 진단한다는 명목으로 시행되고 있는 현 국민건강검진은, '조기 진단은 하지만 실제 진단되지는 못한다'는 명백한 한계 속에서 매년 막대한 국가보건비만 낭비하고 있다.

'조기 진단' 자체도 미병의 진단이 아닌, 이미 발생해 진행 중인 병을 진단할 뿐이며 이 또한 놓치는 경우도 허다하다. 문제가 발견되더라도 그중 상당수는 병원을 다시 찾아 2, 3차 중복 검진을 해야 하며 여기서 또한 정밀검진이 되지 못하니 그 유효성에 의구심이 든다.

　보건당국이 언제까지 완전하지도 않는 양방만을 지원하고, 이를 보완, 대체할 수 있는 한의학을 소홀히 할 것인가? 병의 뿌리를 치료하는 동양의학에 전 세계의 이목이 집중되고, 우리나라 의료체계의 문제가 대두되고 있는 이때, 한의학은 국민의 건강과 생명을 지키는 새로운 대안이 될 것이다.

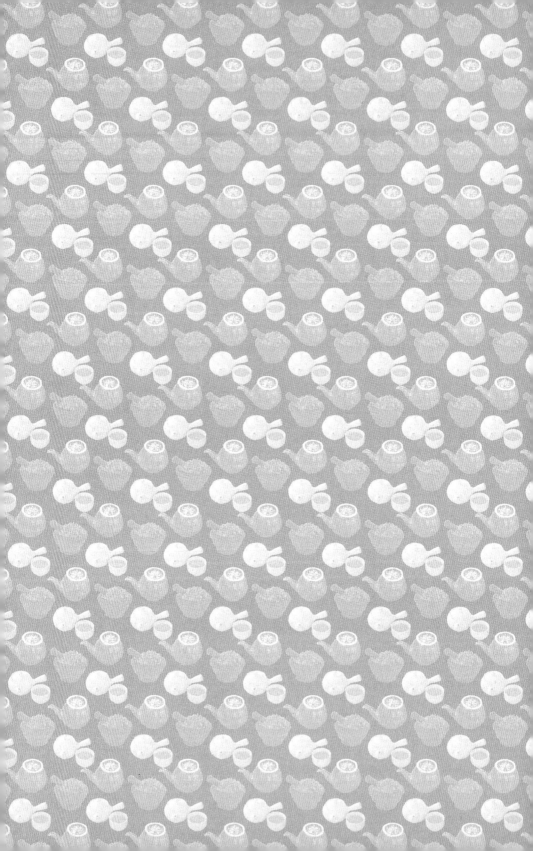